Angela Frauenkron-Hoffmann

Frei von neurologischen Problemen
durch Biologisches Dekodieren

Frei von neurologischen Problemen

durch Biologisches Dekodieren

Angela Frauenkron-Hoffmann

SILBERSCHNUR VERLAG

HINWEIS

Die Angaben in diesem Buch sind nach bestem Wissen und Gewissen zusammengestellt. Sie sind weder ein Ersatz für Medikamente noch für irgendwelche ärztlichen oder therapeutischen Behandlungen. Hinsichtlich des Inhaltes dieses Werkes und der darin dargestellten Resultate geben der Verlag und die Autorin weder indirekte noch direkte Gewährleistungen. Demzufolge können und sollen die Inhalte dieses Buches keinen Arztbesuch ersetzen und stellen keine Anleitung zur Selbstdiagnose dar. Empfehlungen hinsichtlich Diagnoseverfahren, Therapieformen oder Ähnlichem werden nicht gegeben. Autorin und Verlag übernehmen somit keinerlei Haftung.

FSC
www.fsc.org
MIX
Papier aus verantwortungsvollen Quellen
FSC® C014138

ISBN: 978-3-96933-079-1

1. Auflage 2024

Gestaltung & Satz: XPresentation, Güllesheim
Umschlaggestaltung: XPresentation, Güllesheim; unter Verwendung des Motivs von
© simona pilolla 2; www.shutterstock.com
Druck: Finidr, s.r.o. Cesky Tesin

Verlag »Die Silberschnur« GmbH · Steinstraße 1 · D-56593 Güllesheim
www.silberschnur.de · E-Mail: info@silberschnur.de

Inhalt

Vorwort

Liebe Leserin, lieber Leser,

dieses Buch interessiert Sie wahrscheinlich, weil Sie neurologische Probleme haben oder Ihnen sogar eine schwerwiegende Diagnose gestellt wurde, nachdem gewisse Symptome bei Ihnen aufgetreten sind. Oder Sie arbeiten therapeutisch und möchten mehr wissen über die Gründe von Krankheiten, um Ihren Patienten grundlegender und ganzheitlicher helfen zu können.

Erst wenn klar ist, welchen Sinn die jeweilige Erkrankung hat, ja welche tiefen Ursachen dahinterstecken, ist es möglich, einen positiven Einfluss auf die jeweiligen Symptome zu nehmen.

Im dem Buch, das Sie nun in Händen halten, lesen und lernen Sie, auch neurologische Erkrankungen ursächlich zu verstehen.

Die Autorin wird in diesem Buch auf vielfältige Krankheitsbilder eingehen, wie z. B. Multiple Sklerose, Parkinson, Epilepsie, Hirntumore, Schlaganfall, Alzheimer oder Gesichtslähmung, um nur einige zu nennen. Geordnet sind sie nach der Häufigkeit ihres Auftretens.

Mit den Erkenntnissen, die Ihnen dieses Buch liefert, können Sie zunächst einmal verstehen, wie und warum solche Erkrankungen entstehen und auch weshalb vielleicht Sie genau diese Erkrankung haben – von allen möglichen Erkrankungen, die es gibt. Anschließend können Sie sich selbst oder mit Hilfe eines Therapeuten davon befreien. Die Voraussetzungen dafür sind gegeben, sobald Sie wissen, wo Ihr wahres Problem liegt und welche tiefer liegenden Gründe angegangen werden müssen.

Die hier vorgestellte Methode, Biologisches Dekodieren, setzt einen eigenverantwortlichen Umgang mit Veränderungen auf seelischer, geistiger und körperlicher Ebene voraus und versteht sich als Ergänzung zur bestmöglichen medizinischen Behandlung. Da die Nebenwirkungen und die Risiken gleich null sind, beinhaltet diese Therapieform jedoch eine ganz wichtige Chance für Sie.

Dieses Buch ersetzt nicht den Gang zum Arzt, Heilpraktiker oder Psychotherapeuten. Bitte beachten Sie, dass von der Autorin und dem Verlag für eventuelle Nachteile oder unerwünschte Auswirkungen durch die Anwendung der in diesem Buch beschriebenen Hinweise und Vorgehensweisen keine Haftung übernommen werden kann; auch kann natürlich keine Erfolgsgarantie gegeben werden. Die Verantwortung für die Folgen des eigenen Handelns liegt allein beim Leser, Rechts- und Schadenersatzansprüche sind daher ausgeschlossen.

Alle Informationen und Aussagen in diesem Buch wurden auf der Basis aktueller wissenschaftlicher Erkenntnisse und praktischer Erfahrung mit Klienten sorgfältig erarbeitet und stellen den Standpunkt der Autorin dar.

Wissenschaft und Medizin sind in ständiger Entwicklung. Auch wenn der Standpunkt und die Empfehlungen der Autorin teilweise im Kontrast zu ärztlichen Therapieleitlinien und gängigen Lehrmeinungen stehen, werden Sie selbst sehr schnell ihre

Logik nachvollziehen und sie an sich oder an Ihren Patienten überprüfen können.

Die angeführten Beispiele sind inhaltlich leicht abgeändert, so dass wahrscheinlich nur die betroffenen Personen sich vielleicht wiedererkennen, Außenstehende aber nicht.

Da ich mich an die meisten Namen der Patienten nicht mehr erinnere, war es mir unmöglich nachzufragen, ob ich diese beispielhaften Geschichten in diesem Buch erzählen darf. Ich hoffe oder gehe einfach mal davon aus, dass niemand etwas dagegen hat, da auf diese Weise viele andere Menschen, die unter den hier behandelten Krankheitsbildern leiden, sich selbst verstehen und auch sich selbst helfen können. Dennoch noch einmal der Hinweis: Vielleicht wird es auch nötig sein, sich von einem Therapeuten helfen zu lassen, nachdem man die dem Problem zu Grunde liegenden Themen identifiziert hat.

KAPITEL 1

Biologisches Dekodieren – Grundprinzipien und die wissenschaftlichen Hintergründe

Da ich nicht voraussetzen kann, dass Sie meine vorherigen Bücher gelesen haben, wiederhole ich an dieser Stelle einige notwendige Erklärungen, wie sie schon im Buch "Frei von Migräne"[1] gegeben wurden.

Das Biologische Dekodieren basiert auf Erkenntnissen der Neuro-Psycho-Genealogie (Dr. Gérard Athias), der Neurobiologie (Dr. Jean Lerminiaux), der Epigenetik (Prof. Joachim Bauer, Dr. Bruce Lipton) und der Neurophysiologie (Giacomo Rizzolatti, Entdecker der Spiegelneurone). Anfang der 1990er Jahre von Ärzten (u. a. Dr. Claude Sabbah) und Therapeuten begründet, wird das Biologische Dekodieren seitdem mehr und mehr angewendet und weiterentwickelt - besonders im französischsprachigen Raum. Nach nun fast 30 Jahren Erfahrung kann ich sagen, dass ich daraus meine persönliche Art und Weise entwickelt habe, Menschen zu helfen, die unter den verschiedensten Krankheiten

[1] *Silberschnur Verlag 2019*

leiden. Ich gebe Hilfestellung und ermögliche es dem Patienten, sein krankmachendes Verhaltensmuster zu verändern.

Bio-logisch = im Sinne des Lebens
Bios = Leben, Logos = Sinn
De-kodieren = ent-schlüsseln
Code = Information, Muster, Schlüssel

Dieses Buch wird Sie durch die verschiedenen Schritte beim Biologischen Dekodieren leiten:

1. Zuerst finden Sie heraus, durch welchen biologischen Mechanismus Ihre Krankheit oder Ihre Symptome ausgelöst wurden,
2. dann entschlüsseln Sie die unterbewussten Prägungen, die Ihr Verhaltens-, Denk- und Gefühlsmuster und somit Ihren Körper dahingehend beeinflusst haben,
3. und zum Schluss können Sie sich von den körperlichen Symptomen befreien, indem Sie diese Prägungen aufheben und Ihr krankmachendes Verhaltensmuster, ja etwas in Ihrer sehr eigenen und persönlichen Art und Weise, Ihr Leben zu leben und zu erleben, verändern.

Bei der Umsetzung dieser Schritte tauchen manchmal Fragen auf. Dafür gibt es einmal im Monat eine kostenlose Telefonkonferenz, den LeserTalk. Dort beantworte ich Ihre Fragen und helfe beim Dekodieren.

Falls Sie weitergehende Hilfe brauchen, können Sie sich auch an einen ausgebildeten Therapeuten für Biologisches Dekodieren wenden.

(Bitte erfragen Sie dazu über unsere Homepage einen Therapeuten, wenn möglich in Ihrer Nähe: www.biologisches-dekodieren.de)

Ein (bio-)logischer Blick auf Krankheit und Selbstheilung

Vielleicht haben Sie bisher geglaubt, dass Sie ganz zufällig die Krankheit "bekommen" haben, mit der Sie zu kämpfen haben, dass Sie ganz einfach Pech hatten. Es gibt aber keinen Zufall! Oder haben Sie sich schon einmal gefragt, welche tieferen Ursachen für Ihre Krankheit verantwortlich sein könnten?

Mit Erkrankungen ist es wie mit Eisbergen: Solange wir nicht unter die Wasseroberfläche schauen, sehen wir nur einen kleinen Teil des Geschehens: die Spitze des Eisbergs, die aus dem Wasser ragt - mit anderen Worten: die Symptome. Sie zeigen, dass etwas im Körper nicht mehr richtig funktioniert.

In der gängigen Schulmedizin bekämpft man Symptome mit Medikamenten und mit Operationen (ich bin natürlich für Medikamente oder Operationen, wenn sie sinnvoll sind), kümmert sich aber kaum um die tieferen emotionalen Ursachen der Erkrankung, also um die unsichtbaren neunzig Prozent; das ist, als würde man versuchen, die Spitze des Eisbergs abzusägen, um den Eisberg unsichtbar zu machen.

Stellen wir uns einmal vor, es gelänge, die Spitze des Eisbergs zu entfernen. Was würde dann geschehen? Nun, der Eisberg wäre nicht weg, denn sofort würden sich die nächsten zehn Prozent Eisbergvolumen aus dem Wasser erheben, während die anderen neunzig Prozent unter Wasser bleiben.

Solange der Eisberg existiert, wird immer wieder ein Teil davon hochsteigen und sich bemerkbar machen. Einen ganz ähnlichen Mechanismus sehen wir bei Krankheiten:

Wenn nur die offensichtlichen Symptome behandelt werden, bleibt das tiefere, unsichtbare Grundproblem bestehen, und irgendwann kommen die Symptome oder die Krankheit wieder.

Krankheiten entstehen durch bestimmte biologische Mechanismen, die in den letzten 30 Jahren von Medizinern, Neurowissenschaftlern und Therapeuten entdeckt und erforscht wurden. Sie führten Gespräche mit tausenden Patienten und erkannten dabei: Die meisten Krankheiten und Symptome (auch die, bei denen man es sich auf den ersten Blick kaum vorstellen kann) werden von Stress verursacht – allerdings nicht von gewöhnlichem Alltagsstress, sondern durch außergewöhnlich intensiven Stress, den man in einer (für einen persönlich) fürchterlichen Situation erlebt und für den man in diesem Moment keine Lösung hat.

Eine Krankheit ist die körperliche Antwort auf eine Stresssituation, die man bewusst nicht lösen konnte.

Je stärker man diesen Stress mental und emotional erlebt und je auswegloser die Situation erscheint, desto massiver ist später die Erkrankung.

Wenn es für einen selbst – bewusst oder unbewusst – ums Überleben geht (um das eigene Überleben, das der Nachkommen oder auch das Überleben der Art), herrscht im Körper höchste Alarmstufe! Weil es so extremen Stress nicht lange durchhalten kann, beginnt das Gehirn sofort, eine Lösung in Gang zu setzen.

Die wichtigste Aufgabe unseres Gehirns ist es, dafür zu sorgen, dass wir am Leben bleiben!

Unser Gehirn agiert wie ein Zentralcomputer: Über die fünf Sinne ist es ständig darüber informiert, was um uns herum vorgeht, und durch die Tiefenwahrnehmung weiß es, was im Körper geschieht. Konfrontiert mit einem Problem, checkt es alle gespeicherten Informationen und Programme und löst augenblicklich die bestmögliche Reaktion oder das erfahrungsgemäß beste

Verhalten aus. Dabei verfolgt das Gehirn immer ein einziges Ziel: uns, unsere Nachkommen und unsere Art am Leben zu erhalten.

Um angesichts großen Stresses unser Überleben zu sichern, setzt das Gehirn körperliche Reaktionen in Gang, die wir als Krankheit erleben.

Dauert das Problem aber an, kann das Gehirn nicht "abschalten", denn es muss ja eine Lösung finden.

Wird die mentale Funktion derart überstimuliert, kommt es zu einer Regression auf die körperliche Ebene: Nun wird automatisch genau das Organ oder das Gewebe heftig und andauernd stimuliert, das über die biologische Funktion verfügt, das betreffende Problem zu lösen. Diese Stimulierung bringt dann eine körperliche Reaktion mit sich, die wir als Krankheit bezeichnen.

Weil unser Gehirn darauf "programmiert" ist, das Überleben von Moment zu Moment sicherzustellen, nimmt es immer *die* Lösung, die es für das betreffende Problem bereits kennt, die es abgespeichert hat. Ist kein neuerer, besserer Lösungsweg verfügbar, greift es auf bewährte Strategien und Überlebensprogramme zurück, die sich in den Jahrmillionen der Evolution entwickelt haben.

Bei der MS reagiert die Myelinscheide, die sich um die motorischen und sensorischen Nervenbahnen herum befindet; indem sie sich abbaut, kann ein ganz bestimmter Stress tatsächlich gelöst werden. Es handelt sich um den Stress, den ich habe, wenn ich etwas tun muss, was ich nicht will! Wenn die Nervenscheiden nicht mehr funktionieren oder sich abbauen, bin ich einfach nicht mehr fähig, das zu tun, was ich nicht tun will. Problem gelöst!

Diese Logik werde ich in den nächsten Kapiteln ausführlich erläutern.

Ein anderes Beispiel: Eine Frau reagiert auf die ständige Kritik und die sich immer wiederholenden Vorwürfe ihres Mannes körperlich mit Schwerhörigkeit. Da sie keine Lösung findet, bleibt ihr - solange es auf der unbewussten Ebene abläuft - nur der körperliche Lösungsversuch.

Ein wahrgenommenes und zunächst unlösbares Problem beeinflusst genau die Region oder das Organ, das die passende biologische Lösung dafür anzubieten hat.

Aus biologischer Sicht ist die Schwerhörigkeit sinnvoll, denn so hört sie weniger und hat dadurch weniger Stress. Bewusst möchte sie natürlich richtig hören können!

Bei allen möglichen Erkrankungen handelt es sich nicht um zufällige Betriebsstörungen des Körpers. Es klingt für Sie wahrscheinlich erst einmal merkwürdig, dass Krankheiten entstehen, weil der Körper auf diese Weise für sein eigenes Überleben sorgt. Auf den ersten Blick erscheint es ja völlig widersinnig, dass der Körper sich selbst krank macht, um sein Überleben sicherzustellen!

Öffnen Sie sich dennoch einmal für diese andere Sichtweise! Denn genau hier, in diesem ganz anderen Verständnis der Krankheitsentstehung, liegt auch der Schlüssel zur (Selbst-)Heilung.

Denn wenn man gedanklich davon ausgeht, dass der Körper keine Fehler macht, sondern immer absolut sinnvoll handelt, und zwar *bio-logisch* sinnvoll, kann man anhand seiner Krankheit sein tieferes, bisher unbewusstes Problem erkennen - und eine bessere, sinnvollere Lösung finden, so dass nicht mehr der Körper für eine "Lösung" sorgen muss.

Keine Erkrankung ohne entsprechende Prägung.

Eine Krankheit entwickelt sich immer auf einer bestimmten Grundlage, auf einem Nährboden. Diese unteren neunzig Prozent des Eisbergs sind unsere Prägungen. Es gibt drei Arten der Prägung:

- Hochemotionale, bedrohliche oder traumatische Erfahrungen unserer Vorfahren, übermittelt durch epigenetische Vererbung[2] und vermutlich auch durch quantenphysikalische Effekte,
- die Gefühle und Gedanken der Eltern während unserer Zeugung, Schwangerschaft und Geburt,
- unsere eigenen sensibilisierenden Erfahrungen seit der Geburt.

Eine der faszinierendsten Arten der Prägung ist die **epigenetische Prägung.**

In dem relativ neuen Forschungsgebiet der Epigenetik hat man herausgefunden, dass heftige negative Erlebnisse ihre Spuren in den Körperzellen hinterlassen: Proteine, die die Gene umhüllen und ihre Funktion steuern, reagieren auf Emotionen und können dann gewisse Gene blockieren, sie quasi "ausschalten".

Die ausgeschalteten Gene, die epigenetischen Prägungen, werden an die Nachfahren weitergegeben - über mehrere Generationen. So leben die traumatischen Erfahrungen unserer Vorfahren in uns weiter und beeinflussen uns jeden Tag als unbewusste fa-

---

[2] *Über Epigenetik und epigenetische Vererbung finden Sie im Internet (z. B. bei YouTube) mehrere interessante Videos von Bruce H. Lipton. Buchtipps zum Thema: „Das Gedächtnis des Körpers" von Joachim Bauer und „Intelligente Zellen" von Bruce H. Lipton.*

miliäre "Zwänge", die sich in unseren persönlichen Denk-, Gefühls- und Verhaltensmustern widerspiegeln.

So können wir praktisch nicht anders denken, fühlen oder handeln, als es uns die Erfahrungen unserer Vorfahren vorgeben! Ihre prägenden Erlebnisse und auch unsere eigenen Erfahrungen während der frühen Prägephasen (Schwangerschaft, Geburt und Babyzeit) führen dazu, dass wir zum gegebenen Zeitpunkt genau diese Krankheit bekommen und keine andere.

Es liegt an unseren Prägungen, wie wir auf bestimmte Stresssituationen reagieren.

Es geht also im Grunde darum, sich von diesen unfreiwillig geerbten Stressmustern, die einen krank gemacht haben, zu befreien. Diese Prägungen lassen sich "löschen".

De-kodieren = ent-schlüsseln.
Code = Muster, Programm, Schlüssel.

Zuerst muss man sein persönliches "Programm", seine persönliche Prägung entschlüsseln - das erfordert in der Regel etwas Forschungsarbeit.

Dann fällt es einem meist wie Schuppen von den Augen, man erkennt das typische Verhaltensmuster, das einen wie ein automatisch laufendes Computerprogramm völlig unbewusst steuert, in allen Lebenssituationen. Das kann im ersten Augenblick schockierend sein. Denn bisher glaubte man, dass alle Menschen so denken wie man selbst und dass das eigene Verhalten "ganz normal" ist.

Anhand dieses Buches können Sie nun selbst - oder auch mit Hilfe eines Therapeuten - erkennen, worum es bei Ihnen persönlich geht, welche traumatischen Erlebnisse, eigene und/oder Erlebnisse

Ihrer Eltern und Vorfahren, hinter Ihrem Problem stecken: Aus welchen unbewussten Stressthemen besteht Ihre Krankheit (der sichtbare Teil des Eisbergs) ,und wie, wann und warum ist sie entstanden?

Anschließend können Sie Ihre Prägungen aufheben, "den Eisberg zum Schmelzen bringen", und sich selbst wieder gesund machen. Eine Anleitung dazu finden Sie im Kapitel "Hilfe zur Selbsthilfe".

Der Schlüssel zur (Selbst-)Heilung: Die tiefere Ursache der Krankheit – die familiären Prägungen – erkennen, fühlen und aufheben.

Eine freie Wahl bezüglich dessen, was wir denken, fühlen oder tun möchten, haben wir erst, wenn wir die Prägungen, die wir von unseren Eltern und Vorfahren "geerbt" haben, entschlüsseln (dekodieren) und ihren unbewussten Einfluss auf uns aufheben (de-kodieren). Das geschieht, indem man erkennt, dass man diese Prägung(en) heute nicht mehr zum Überleben braucht!

Dabei ist es sehr wichtig, diese Zusammenhänge nicht nur mit dem Verstand zu erkennen, sondern sie auch intensiv zu fühlen, denn das Gehirn und die Gene (epigenetische Schalter) speichern vor allem solche Informationen, die mit starken Emotionen einhergehen. Die Emotionen waren also prägend, und so müssen diese Emotionen auch wieder kontaktiert werden, um die Prägungen aufzuheben.

Ihre neue innere Einstellung hebt die frühere Prägung auf, die damit wirkungslos wird. Das Symptom - die Krankheit - wird nun nicht mehr gebraucht, es verschwindet, manchmal allmählich, manchmal sofort.

Vielleicht fragen Sie sich jetzt, wie es sein kann, dass eine gedankliche (und gefühlsmäßige) Erkenntnis einen so tiefgreifenden Einfluss auf den Körper haben kann, dass dieser im Handumdrehen gesund wird?

Diese Frage ist verständlich, wenn man bedenkt, wie sehr unser Denken immer noch geprägt ist von der Auffassung, Körper und Geist seien getrennt voneinander[3], wie es uns das klassische naturwissenschaftliche Weltbild vermittelt hat.

Doch diese Sichtweise ist inzwischen überholt, denn dank neuer Untersuchungsmethoden wie der Positronen-Emissions-Tomographie, kurz PET, kann man heute dem Gehirn beim Denken zusehen, dabei hat man entdeckt, wie das Denken die Physiologie des Körpers beeinflusst.[4]

Unsere Gedanken haben einen direkten Einfluss auf unsere Organe und Zellen.

Unter anderem hat man herausgefunden, dass wir grundsätzlich gar nicht denken können, ohne dass der Körper ganz subtil daran beteiligt ist. Zum Beispiel: Wenn man Wörter oder Texte nur denkt, also nicht ausspricht, bewegen sich die Stimmbänder trotzdem minimal.

Zur Veranschaulichung möchte ich hier ein Experiment vorstellen, das von Alain Berthoz durchgeführt wurde: Ein Mann (Versuchsperson) wird an feinste Messinstrumente angeschlossen, die seine physiologischen Aktivitäten messen und speichern, Puls, Atmung, Muskelaktivität, Schwitzen ...

Phase 1 des Experiments: Er legt eine bestimmte Strecke zu Fuß zurück (z. B. einmal um das Gebäude herum), alle physiologischen Parameter werden dabei aufgezeichnet und die Zeit wird gestoppt.

---

[3] *René Descartes, 1596-1650, franz. Philosoph, Mathematiker und Naturwissenschaftler, Begründer des modernen Rationalismus*

[4] *Nähere Informationen dazu im Buch „Descartes' Irrtum: Fühlen, Denken und das menschliche Gehirn" von Antonio R. Damasio, List 2004.*

Phase 2: Auf einem Stuhl zur Ruhe gekommen, stellt er sich anschließend nur vor, diese Strecke noch einmal abzugehen (während er sich körperlich in Ruheposition befindet), dabei wird wieder gemessen, was in seinem Körper vor sich geht. Zunächst einmal brauchte er exakt dieselbe Zeit für die Vorstellung der Aktivität wie für die reale Aktion. Und mithilfe dieser feinsten Messmethoden hat man nachgewiesen, dass die reine Vorstellung die gleichen - allerdings nur minimalen - physiologischen Veränderungen bewirkt wie die tatsächliche körperliche Aktivität, und zwar an den gleichen Körperstellen auf genau dieselbe Art und Weise, wie sie bei der tatsächlichen Aktion aktiv gewesen sind.

Phase 3: Dann wurde die Versuchsperson aufgefordert, die gleiche Strecke nun mit einem Sack Zement auf dem Rücken abzugehen - und zwar nur in ihrer Vorstellung! Man stellt fest, dass die mentale Aktion länger dauert als bei der Vorstellung ohne Zementsack und dass der Puls und weitere physiologische Parameter sich etwas stärker erhöhen, so als ob die Anstrengung wirklich größer wäre.

Während wir uns etwas vorstellen, werden also jeweils die Gehirnbereiche aktiviert, die die passende körperliche Handlung im Körper steuern, und es laufen dabei die gleichen (wenn auch nur minimalen) physiologischen Prozesse ab - gerade so, als würde man diese Aktion tatsächlich körperlich ausführen.

Sportler nutzen diese Einflussmöglichkeit in Form von Mentaltraining: Ihre Erfahrung zeigt, dass man später bessere sportliche Leistungen erzielt, wenn man sich die entsprechenden körperlichen Aktionen zuvor detailliert vorgestellt und mental trainiert hat.

Wir können nicht denken, ohne dass der Körper daran beteiligt ist.

Die Nervenbahnen, über die jedes Organ und jedes Gewebe vom jeweils zuständigen Gehirnbereich kontrolliert und gesteuert werden, sind inzwischen genauestens bekannt. Unsere Psyche ist also nicht nur in der Lage, den Körper zu beeinflussen - sie tut es sogar ständig, meist ohne dass uns dieser Einfluss bewusst ist.

Konfrontiert mit einem Problem (in einer großer Stresssituation) suchen wir nach einer Lösung auf mentaler Ebene. Wenn wir eine Lösung finden und sie auch in die Tat umsetzen können, ist alles in Ordnung. Wenn nicht, **gibt es eine "Überstimulierung" der mentalen Funktion und automatisch eine "anormale" oder übertriebene und andauernde Stimulierung eines bestimmten Organs oder Gewebes, das dieses Aktionsschema ausführen müsste oder eine körperliche Lösung für das erlebte Problem anzubieten hätte.**

Es wird quasi auf die biologische Lösung zurückgegriffen, die während der Evolution zu einem gegebenen Zeitpunkt der Spezies das Überleben ermöglicht hat. Diese Stimulierung bringt die körperliche Veränderung mit sich und bestimmt auf diese Art und Weise auch die Lokalisation der Krankheitsmanifestation.

KAPITEL 2

Die Funktion des Nervensystems

Welche Funktion erfüllt das Nervensystem? Das ist eine ganz wichtige Frage, wenn wir verstehen wollen, was dazu führt, dass das Nervensystem in einer großen Stresssituation reagiert, indem es seine Funktion nicht mehr wie gewohnt erfüllt oder verändert.

Das Nervensystem entwickelt sich im Laufe der embryonalen Entwicklung zum großen Teil aus dem äußeren Keimblatt. Als Keimblätter bezeichnet man die drei Zellschichten, die sich durch eine erste Differenzierung der embryonalen Zellen (durch Gastrulation) bilden: Entoderm, Mesoderm und Ektoderm.

Das Ektoderm ist die äußere Schicht und ist die Ausgangsstruktur, aus der sich die Gewebe bilden, die auf irgendeine Weise mit der Außenwelt, der Umgebung, in Kontakt sind: die Epidermis (die äußere Hautschicht), die Schleimhäute, der Zahnschmelz, große Teile der Sinnesorgane und das Nervensystem. Manche Autoren sagen, dass die Nervenscheiden mesodermalen Ursprungs sind, dieser Meinung bin ich persönlich auch.

Wie schon eingangs gesagt, hat das Nervensystem die Aufgabe, uns am Leben zu erhalten, in jedem Augenblick, in jeder Situation, die wir erleben. Um dieser Aufgabe gerecht zu werden, muss das

Gehirn erst einmal informiert werden über die aktuelle Situation. Das Gehirn liegt im Schädel und ist selbst “blind”. Die Sinnesorgane erfüllen die Aufgabe des “Sehens”, sie nehmen jede Menge Informationen auf, die sie über die Nervenbahnen zum Gehirn weiterleiten, dabei werden diese Informationen schon gefiltert, wir nehmen nur wirklich wahr, was wichtig und zum Überleben oder zur Ausarbeitung einer Überlebensstrategie notwendig ist. Dabei ist natürlich nicht nur unser Überleben als Individuum zu sichern, sondern auch das Überleben der Kinder, der Sippe, ja sogar das Überleben der Art, der Spezies Mensch im weitesten Sinne.

Alles, was in unserem Körper passiert (auch unsere Krankheit), ist vom Gehirn jederzeit im Sinne des Überlebens “gewollt” und wird von ihm gesteuert und kontrolliert. Es sind Reaktionen auf Informationen von “außen”. Das Gehirn wertet all diese ankommenden Informationen aus (hauptsächlich indem es sie mit den Erfahrungen aus der Vergangenheit vergleicht) und lässt daraufhin die optimale Aktion oder die erfahrungsgemäß beste Reaktion ablaufen.

Unsere Verhaltensweisen und Symptome sind zunächst immer überlebensorientiert.

Das Säugetiergehirn verfügt über das limbische System, auch emotionales Gedächtnis genannt, verschiedene Hirnstrukturen gehören zu diesem Komplex. Es funktioniert mit mentalen Bildern, d. h. mit abgespeicherten Wahrnehmungen, die wiederum an Emotionen gekoppelt sind. Wir haben also ein Gedächtnis, das alles aufgezeichnet hat, was wir erlebt haben und auch wie wir die verschiedenen Situationen emotional erlebt haben. Wenn Sie sich z. B. an die Geburt Ihres Kindes erinnern, kommen auch Emotionen hoch, die damals präsent waren.

In einer Stresssituation sucht das Gehirn in den bis dahin abgespeicherten Erfahrungen nach Hinweisen, um in der aktuellen Situation schneller angepasst reagieren zu können. Dabei spielen die abgespeicherten Emotionen eine zentrale Rolle. Die Emotionen, die bei früheren ähnlichen Gelegenheiten erlebt wurden - auch durch die Konsequenzen der damals gefundenen Lösungsreaktionen -, zeigen uns auf, was erfahrungsgemäß die beste Reaktion in der jetzigen Stresssituation ist.

Was wir also in der Kindheit an Strategien erprobt und gelernt haben, beeinflusst uns heute auch noch in unseren Verhaltensweisen. Besonders die Strategie, die uns die Zuwendung unserer Eltern eingebracht hat, wiederholen wir gerne. Denn Zuwendung ist das Allererste, was wir nach der Geburt zum Überleben brauchen.

Wenn wir also Krankheiten des Nervensystems beobachten, so geht es auch dabei letztendlich um das Ziel des Überlebens. Eine Erkrankung des Nervensystems kann nur auftreten, wenn es dem Überleben dient, dem eigenen Überleben oder dem Überleben der Sippe/Spezies - wie schon gesagt. Das Überleben der Gruppe ist immer noch wichtiger als das Überleben des Individuums. Ich höre Sie förmlich denken: “Ja, aber man kann an verschiedenen neurologischen Erkrankungen doch auch sterben!” Ja, das kann man. Logisch ist dann der Tod, wenn er für das Überleben der Gruppe sinnvoll und/oder überlebensfördernd ist!

KAPITEL 3

Die häufigsten Erkrankungen des Nervensystems

Diese Aufzählung erhebt keinen Anspruch auf Vollständigkeit.

Multiple Sklerose

Ich möchte mit der Multiplen Sklerose beginnen, es ist ein langes Kapitel. Die MS eignet sich aber besonders dafür, die allgemeinen Aspekte von neurologischen Erkrankungen zu beleuchten und zu verstehen.

Die Multiple Sklerose wird auch Encephalomyelitis disseminata (ED) genannt und in der Schulmedizin zu den Autoimmunerkrankungen gezählt, sie verläuft chronisch und entzündlich. Da man sehr unterschiedliche Verlaufsformen beobachtet, nennt man sie auch die "Krankheit mit tausend Gesichtern". Die Spezialisten sagen, dass die genauen Ursachen der MS trotz aller Forschungsanstrengungen nicht geklärt sind.

Zusammengefasst ist dies das allgemein bekannte Wissen um die Multiple Sklerose. Leider ist es so, dass Neurologen und Spezialisten absolut im Dunkeln tappen, was das Verständnis dieser doch sehr verbreiteten Krankheit angeht. Nicht alle MS-Kranken haben dieselben Symptome, verschiedene Körperteile und Funktionen sind betroffen. Die einen haben einen sehr langsamen Verlauf, die anderen machen sogenannte Schübe mit ...

Die Neurologen interessieren sich nur für den Körper, für die Symptome und die Untersuchungsergebnisse, kaum jemand fragt nach, was den Menschen bewegt oder was sein emotionales Problem sein könnte.

Der Patient könnte es auf Anhieb meist auch selbst nicht benennen.

Die Krankheit wird als unheilbar dargestellt. Die Spezialisten behaupten also, dass es an der Krankheit selbst liege, dass sie sie nicht heilen können. Es wäre doch richtiger zu sagen, dass sie (und die gängige Schulmedizin) unfähig sind, sie zu heilen. Wie soll man das auch können, wenn man nicht weiß, welche Ursachen die MS hat, wenn man auch den Verlauf dieser Krankheit überhaupt nicht versteht!

Damit das klar ist: Ich heile auch niemanden, ich helfe den Menschen, sich selbst zu heilen. Ich helfe ihnen also zu verstehen, was die MS ist, wie sie ausgelöst wird, warum gerade sie davon betroffen sind, welchen Sinn die Krankheit hat und was sie folglich ändern können, um sich davon zu befreien und gesund zu werden.

Verstehen ist also der erste Schritt. Zu verstehen gibt es zunächst einige grundsätzliche Punkte, die bei der MS zum Tragen kommen, bevor wir uns etliche konkrete Beispiele anschauen.

Der absolute Gehorsam

Was geschieht bei der Multiplen Sklerose?

In einem ersten Schritt werden die Nervenscheiden (Myelinscheiden) an bestimmten Stellen abgebaut, zerstört. Warum das? Um das nachvollziehen zu können, müssen wir wiederum erst verstehen, was die spezielle Aufgabe der Myelinscheide ist: Sie ermöglicht eine ganz schnelle (praktisch augenblickliche) Reizweiterleitung im Gehirn (Zentralnervensystem) und durch die Nervenverlängerungen im peripheren Nervensystem. Ohne die fettreiche Myelinscheide wäre die Reizweiterleitung/Erregungsleitung total ineffizient.

Warum also dafür sorgen, dass der Nervenimpuls nicht mehr weitergeleitet wird? In der großen Stresssituation, in der die MS ausgelöst wird, gibt es zwei Möglichkeiten:

- Entweder ist es so, dass man am liebsten (einer Autorität gegenüber) ungehorsam sein möchte, aber nicht imstande ist, ungehorsam zu sein. Dann ist es sinnvoll, dafür zu sorgen, dass nicht mehr ausgeführt werden kann, was man tun muss, aber nicht tun möchte. Wenn man sich dann lähmt, ist man nicht mehr fähig, das zu tun, was man gezwungenermaßen tun müsste, also ist das Problem gelöst, ohne dass man ungehorsam war.
- Oder man möchte/müsste etwas tun, aber weil man gehorchen muss, darf man es nicht. Wenn man sich dann lähmt, ist man nicht mehr imstande zu tun, was man tun möchte/müsste. Dasselbe Ziel ist erreicht: Man war nicht ungehorsam.

Das Problem ist also der absolute Gehorsam!

Menschen mit Multipler Sklerose gebrauchen sehr oft das Wort MÜSSEN. In jedem zweiten Satz ist quasi dieses Wort oder ein Wort mit ähnlicher Bedeutung enthalten. Ja, sie müssen sich ständig einreden, dass sie MÜSSEN, dass irgendjemand sie zwingt, etwas zu tun. “Um 16 Uhr muss ich die Kinder an der Schule abholen.” “Ich komme nicht dran vorbei, die Küche muss auch noch geputzt werden.” “Man muss doch ..., es ist Pflicht ...” Das brauchen sie, um praktisch die MS ständig vor sich selbst zu rechtfertigen. Denn wenn niemand sie mehr (gefühlt) zu etwas zwänge, bräuchten sie die Lähmung nicht aufrechtzuerhalten. Sie müssen aber die Lähmung aufrechterhalten, da sie sonst wieder fähig wären, das zu tun, was sie nicht tun möchten. Sie müssten dann wieder gehorchen, sie hätten keine andere Möglichkeit mehr, ungehorsam zu sein! Um nie wieder gehorchen zu *können*, brauchen sie die Lähmung weiterhin, ja dauerhaft.

Die MS hat mit der Zukunft zu tun, es geht darum, Aktionen zu verhindern, man hindert sich selbst daran, den Muskel zu aktivieren.

Ich weiß nicht, ob Sie die Lösung schon ahnen: UNGEHORSAM SEIN!

Wenn man fähig ist, ungehorsam zu sein, nein zu sagen, dazu zu stehen und danach zu handeln, braucht man sich nicht mehr zu lähmen, um sich (weiterhin gehorsam, zumindest nicht ungehorsam) aus der Affäre zu ziehen.

Da sitzt aber das Problem: Menschen mit MS haben in ihrer frühen Kindheit, meist in der Trotzphase im Alter von 2 bis 3 Jahren, gelernt, zu gehorchen bzw. nicht ungehorsam zu sein, auf keinen Fall ungehorsam zu sein! Die Mittel, mit denen die Autorität (meist der Vater, es kann aber auch die Mutter sein) diesen absoluten Gehorsam erreicht hat, können vielfältig sein.

Rudolf Hess (Hitlers Stellvertreter in der NSDAP) gab damals den deutschen Eltern den Erziehungsratschlag, sie sollten ihre Kinder doch vor dem Alter von 3 Jahren brechen, sie würden sich später nicht mehr daran erinnern können, ihre Eltern weiterhin lieben, aber gleichzeitig fortan aufs Wort gehorchen!

Menschen mit MS hatten meist keine Masern, denn die sind ein Zeichen dafür, dass das Kind anfängt, die Welt mit seinen eigenen Sinnen zu erfassen und einen eigenen Standpunkt zu entwickeln. Auch eine echte Pubertätskrise gab es bei ihnen nicht, das hätte doch bedeutet, dass sie ihre Eltern infrage gestellt hätten, das war ihnen aber von vornherein verboten - einfach unmöglich!

Die Eltern hatten einfach zu deutlich gemacht: Wenn du nicht gehorchst, lieben wir dich nicht mehr. Wir akzeptieren dich nur, wenn du keinen eigenen Willen, keine eigenen Ideen oder Wünsche äußerst. Und nur wenn du lieb und gehorsam bist, bekommst du vielleicht einen Wunsch erfüllt.

Manche haben gespeichert, dass sie gehorchen müssen, um nicht fürchten zu müssen, totgeschlagen zu werden.

Das französische Wort "sclérose" (etwas anders geschrieben, aber mit ähnlicher Aussprache) ist auch ein Hinweis: "C'est clair, ose!", was so viel heißt wie: "Es ist klar, wage es!"

Es ist einem klar, was man tun müsste, aber man wagt es nicht - aus Angst, nicht (mehr) geliebt zu werden. Man nimmt nicht das Risiko auf sich, lieber unterwirft man sich (einmal mehr).

Es ist unmöglich, nicht zu gehorchen, aus Angst vor der Autorität. Früher war die Autorität der Vater (manchmal auch die Mutter), heute sind Polizei, Gesetze, Arbeitgeber usw. die Autorität. Man kann nicht "aufmucken".

Marc Frechet, klinischer Psychologe in Frankreich, war praktisch spezialisiert auf die MS. Er wurde nach dem Zweiten

Weltkrieg gezeugt, in der Hoffnung, dass seine dann schwangere Mutter nicht vor Gericht verurteilt würde (wegen "Vergehen" während des Zweiten Weltkrieges). Der Plan misslang jedoch, und Marc musste die ersten 18 Monate seines Lebens bei seiner Mutter im Gefängnis verbringen. Er hatte also die vorgeburtliche Prägung, praktisch den Auftrag, dafür zu sorgen, dass die Frauen sich frei bewegen können. (Das Thema Gefängnis oder Gefangenenlager findet sich nicht selten in der Familiengeschichte von MS-Kranken.)

Marc Frechet arbeitete auf einer Palliativstation für MS-Kranke. Dort hat man ihn dann entlassen, als einige der Patientinnen wieder nach Hause *gingen,* statt zu sterben. Er benutzte seine ganz spezielle Strategie, um die MS-Kranken wieder zum Laufen zu bringen: Er ärgerte sie (ärgern = "énerver" auf französisch, was so viel heißt wie "die Nerven entfernen") und brachte sie dazu, dass sie sich furchtbar aufregten und wütend wurden - bis sie aufmuckten. MS-Patienten sind ja meist nur sehr schwer in Rage zu bringen.

Er stellte sich z. B. aufrecht auf seinen Schreibtisch, die Patientin saß im Rollstuhl vor dem Schreibtisch und musste steil nach oben sehen. Das tat er, bis die Patientin reagierte! Oder er redete zu Beginn der Therapiestunde eine Viertelstunde über das Wetter ... Oder er widersprach der Patientin, bis ihr klar wurde, dass er absolut Unrecht hatte. Bis sie sich das nicht mehr gefallen ließ und reagierte.

Man kann MS-Kranken nicht sagen bzw. nur schwer verständlich machen, dass ihr Lebensschema falsch ist, aber man kann in ihnen eine Reaktion hervorrufen, damit sie erkennen, dass etwas nicht stimmt. So wird bei ihnen der Reflex zur Selbstkritik, zur Selbstanalyse und zur Eigenreaktion am ehesten geweckt.

(Kleiner Buchtipp hierzu: "Eselsweisheit" von Mirsakarim Norbekov)

Vor vielen Jahren habe ich einmal in einem öffentlichen Vortrag die MS thematisiert und auch von dieser Trotzphase gesprochen, in der das Kind gebrochen wird ...

Nach dem Vortrag konnten die Zuhörer Fragen stellen. Eine Dame ergriff sofort das Wort und sagte: "Sie wollen also damit sagen, dass ich schuld bin, dass meine Tochter MS hat?!?" Ich antwortete darauf, dass das mit Schuld nichts zu tun habe. Man möchte ja seine Kinder richtig erziehen und die Art und Weise, in der man seine Kinder erzieht, hat mit der Erziehungsmethode der eigenen Eltern zu tun. Man hat gar keine andere Wahl und ist davon überzeugt, dass es wichtig ist, dass das Kind gehorcht. Die Kirche sagte uns ja bereits, dass Adam und Eva das Paradies verlassen mussten, weil sie ungehorsam waren ... Die Dame gab nicht auf und es gab eine kleine Diskussion. Dann fragte ich sie, warum sie ihre Tochter nicht mit zum Vortrag gebracht habe, die im Vortrag angesprochenen Themen waren im Voraus veröffentlicht worden. Darauf sagte sie, dass sie ihre Tochter diesem Stress nicht habe aussetzen wollen.

Die Fragerunde wurde noch 20 Minuten fortgeführt und als ich den Abend beenden wollte, machte eine Dame ganz hinten im Saal mir Zeichen, sie wolle unbedingt noch etwas sagen. Ich gab ihr das Wort: "Ich überlege jetzt schon die ganze Zeit, ob ich mich zu Wort melde oder nicht. Nun habe ich entschieden, es zu sagen, nämlich dass meine Schwester MS hat und meine Mutter mir noch vor zwei Wochen gesagt hat, dass sie mich nicht so gebrochen gekriegt hat wie meine Schwester!"

MS-Betroffene sind in der Regel sehr wütend auf die "Autorität", auch wenn sie diese Wut nie haben ausleben dürfen! Diese Wut muss im Idealfall in der Therapie gespürt und auch körperlich ausgedrückt werden, besonders also den Eltern gegenüber. Es ist aber nicht immer einfach, diese Menschen spüren zu lassen, wie gebrochen und wütend sie eigentlich sind. Sie sind so erzogen worden, dass den Eltern immer Folge zu leisten ist, dass Befehlen immer gehorcht werden muss und dass sie nicht selbst bestimmen dürfen.

Sie sind so wütend, dass sie töten könnten! Und das darf man nicht! Ein Grund mehr, sich zu lähmen.

Manche verteidigen regelrecht das Verhalten der Eltern, haben Verständnis für ihre Eltern, für die, von denen sie gebrochen wurden. Beispielhaft ist das zu beobachten oder zu lesen in dem Buch “Diagnose MS” von Barbara Zaruba. Hier beschreibt sie wunderbar das Verhaltensmuster eines Menschen mit MS, sie hatte (zum Zeitpunkt der Herausgabe des Buches im Jahr 2000) allerdings noch ihre eigene MS nicht ganz abstellen können, da sie immer noch ihre Mutter in Schutz genommen hat. Die Mutter war alleinerziehend mit zwei Kindern, der ältere Bruder war sehr schwierig, aufsässig und rebellisch, die Mutter konnte damit nicht umgehen, hat ihn ungerecht behandelt und bestraft. Die jüngere Barbara hatte und hat immer noch Mitleid mit ihrer Mutter, der ihr Bruder das Leben zur Hölle gemacht hatte, ja, manchmal musste sie sogar ihre Mutter in ihrer Verzweiflung über den Sohn trösten! Und sie beschließt bewusst, immer lieb und brav zu sein und der Mutter immer zu gehorchen, um ihr das Leben nicht noch schwerer zu machen.

Zitat B. Zaruba: “Es war dermaßen unmöglich für mich, auch mal unfolgsam zu sein, dass ich diese extrem harte Trennung (zw. gut und böse) für mich ebenfalls vollziehen musste. Als ich später in die Pubertät kam, da war er (Bruder) bereits mittendrin, ich war damals auch oft frech, doch die Katastrophe, die das bei meiner Mutter auslöste, war so völlig unangemessen, dass mir gar nichts anderes übrig blieb, als schnell wieder das brave Kind zu werden ... Meine Krankheit wurzelt in den Verhaltensweisen, die mir in der Kindheit die Liebe meiner Mutter sicherten und deshalb ist es so schwer, das alles abzulegen.”

Krankheitsverlauf mit oder ohne Schübe

Wenn beim Betroffenen Schübe auftreten, spricht man von einem schubförmig remittierenden Verlauf, dies ist anscheinend bei etwa 80 % der Menschen mit MS der Fall. Ohne Schübe bezeichnet man die MS als primär progredient. ("Primär" bedeutet nur, dass man nicht weiß, warum es so ist. Und "progredient" heißt nur fortschreitend.)

Was ist ein "Schub"? Wann und warum kommt ein Schub? Ein Schub ist eine plötzliche starke Verschlechterung der Symptome (Lähmungen und/oder Taubheitsgefühle). Die Diagnose MS wird in 90 % der Fälle nach einem Schub gestellt. Das heißt, dass sehr viele MS-Fälle nicht im Anfangsstadium erkannt werden, da die dem Schub vorangegangenen Lähmungen oder Ausfälle gar nicht so auffällig waren.

Ein Schub kommt nämlich dann, wenn man es geschafft hat, sich entweder der Autorität zu entziehen oder, besser noch, sich ihr entgegenzustellen. Oder man hat es geschafft, ungehorsam zu sein! Dann versucht die Myelinscheide, sich zu regenerieren, und das geht mit einer Entzündung an diesen Stellen einher. Dies führt dazu, dass es dort lokal eine Schwellung gibt und der Nerv dadurch noch mehr unter Druck gerät, praktisch abgewürgt wird, und gar nichts mehr geht.

In der Regel wird dann mit großen Mengen Cortison (synthetisch hergestelltes Hormon, das zur Hemmung von entzündlichen Prozessen verabreicht wird) gegengesteuert, und der Ansatz der Heilung der Myelinscheide wird abgebrochen. Der vorherige Zustand des meist wegen des Schubes zusätzlich gestressten Menschen wird wiederhergestellt. Der französische Arzt Dr. Olivier Soulier bezeichnet das Cortisol (Hormon, das ganz natürlich in der Nebennierenrinde gebildet wird) als Hormon der Unterwerfung, Hormon des Gehorsams. Das Cortison sorgt also dafür, dass der Mensch, der gerade irgendwie ungehorsam war (deswegen der Schub), wieder zum Gehorsam gezwungen wird. Der Patient fällt wieder zurück in sein altes Muster und gehorcht wiederum auch den Ärzten.

Adrenalin und Noradrenalin werden auch in der Nebenniere gebildet, sie sind hingegen die Hormone, die Wut, Rebellion, Aggression, ja den Kampf unterstützen, unter anderem durch schnelle Energiebereitstellung. MS-Patienten, die in der Therapie an ihre Wut kommen und sie nicht mehr unterdrücken, können enorm große Adrenalinschübe haben, die dann augenblicklich die MS-Symptome lindern.

Der Schub ist also ein Phänomen, das zeigt, dass der Betroffene kurzfristig aus seiner "Gehorsamspflicht" ausgebrochen ist. Gibt es keine Schübe, heißt das, dass dieser Mensch noch zu keinem Zeitpunkt eine Möglichkeit hatte, sich dem Gehorsam zu entziehen.

Ein Schub kann auch dann eintreten, wenn die ursprüngliche auslösende Stresssituation definitiv vorbei und gelöst ist (siehe Beispiel von Ludwig, S. 57 ff.).

Die Angst zu fallen

Die Multiple Sklerose verfolgt noch einen anderen wichtigen Zweck, sie sorgt nämlich dafür, den Körper in einen Zustand zu versetzen, in dem er nicht mehr fallen kann. Wenn man im Rollstuhl sitzt, kann man normalerweise nicht fallen.

Eine Patientin erzählte mir, dass sie am Tag ihrer Diagnose abends im Fernsehen eine Dokumentation gesehen hatte, es ging um MS-Kranke im Endstadium, sie waren bettlägerig, wurden gefüttert ...

Daraufhin sagte ich ihr, dass ihr Gehirn dieses Bild von der Krankheit brauchte, die sie nun hat, um es dann zielgerichtet anzusteuern, dass der Rollstuhl ihr wohl nicht reiche, um nicht mehr fallen zu können. Da lachte die Dame herzhaft auf und sagte: "Als ich 18 war, haben wir einmal eine Gruppe von Menschen mit Behinderung auf einen Ausflug begleitet, dabei hat jede von uns eine Person im Rollstuhl geschoben, unter anderem auch auf einem Waldweg. Hier habe ich nicht aufgepasst, bin mit dem Rollstuhl gegen eine Baumwurzel gestoßen und die Dame ist aus ihrem Rollstuhl in den Graben gefallen!" Bingo!

Ein anderer Patient hatte seine MS schon seit etwa 20 Jahren, er konnte aber noch mit einem Stock gehen, die MS hatte sich stabilisiert. Sein größtes Problem war das Gleichgewicht, er konnte zum Beispiel nicht mehr Fahrrad fahren. Sein Urgroßvater war im Ersten Weltkrieg *gefallen*, er diente bei der Fahrradkompanie, Fahrräder waren damals kosteneffizienter und zudem lautlos.

Ihm reichte es also, sich so weit zu lähmen, dass er nicht mehr auf ein Fahrrad steigen konnte, und somit entging er dem Risiko, wie sein Vorfahr auf dem Fahrrad (tödlich) zu *fallen*.

Wir schauen also in die Familiengeschichte, wer wann und wo gefallen ist und das nicht überlebt hat. Meist geht es um die gefallenen Soldaten, es kann aber auch jemand von einer Klippe gestürzt, vom Dach oder von einer Brücke gefallen sein.

Wenn der Stellungsbefehl kommt, kann man auf keinen Fall ungehorsam sein, sonst wird man gleich exekutiert. Diesem Befehl ist Folge zu leisten, auch wenn man von der Gefahr zu *fallen* weiß. Ein MS-Kranker bräuchte als Antwort auf einen Stellungsbefehl nur seine Bescheinigung, dass er MS hat, einzusenden und er würde nicht in den Krieg ziehen müssen. Soldaten, die nicht gut laufen können, kann man an der Front oder in der Armee nicht gebrauchen. Ziel erreicht!

Wenn die Myelinscheide stellenweise abgebaut wurde, kann der Befehl nicht mehr übermittelt und ausgeführt werden.

Die Angst zu fallen ist bei einem MS-Kranken, der beim Laufen gehandicapt ist, praktisch ständig vorhanden. Das hält das Gehirn wiederum dazu an, dafür zu sorgen, dass er nicht fällt - durch Verstärken der Lähmung mit dem Ziel Rollstuhl. Teufelskreis!

Falls er dann doch mal hinfällt, kann er wieder aufstehen - im Gegensatz zu demjenigen, der damals nicht mehr aufstehen konnte. Also fühlt man andererseits jedes Mal die Erleichterung, doch noch am Leben zu sein.

Der Fall hat vor allem mit der Vertikalen zu tun. Wir werden sehen, dass andere Lähmungen mit horizontalen oder lateralen Bewegungen zu tun haben.

Nach meiner Erfahrung ist es viel leichter, die MS zum Verschwinden zu bringen, wenn der Betroffene noch stehen und gehen kann, wenn er den Boden noch unter seinen Füßen spürt - auch wenn er Gehhilfen benötigt. Menschen, die bereits im Rollstuhl sitzen, können sich sehr oft gar nicht mehr vorstellen, wieder gehen zu können. Damit kommen wir direkt zum nächsten Punkt.

Überzeugungen werden bestätigt

Gerade kurz angesprochen muss dieses wichtige Thema unbedingt näher erläutert werden. Dieser Mechanismus kommt nicht nur bei MS zum Tragen, diese Tatsache trifft auch auf andere (oft als unheilbar eingestufte) Erkrankungen zu.

Was man fühlt und denkt, schlägt sich im Körper direkt nieder. Vor gut hundert Jahren sprach Emile Coué von Autosuggestion. Er erklärte, wie diese ständige Autosuggestion funktioniert, wie sich die Menschen ständig suggerieren oder quasi einreden, was der Körper kann und was nicht, was möglich ist und was nicht. (Buchtipp: "Autosuggestion" von Emile Coué)

Als ich von ihm und seinen Beobachtungen gelesen hatte, wollte ich es auch am eigenen Leib erfahren. Ich suchte und fand jemanden, der die "Coué-Methode" anwendet und unterrichtet. In diesen zwei Seminaren, die ich belegt habe, wurde eindrucksvoll vermittelt, dass wir uns durch Gedanken ständig gewisse Dinge suggerieren, dass wir zum Beispiel dieses oder jenes nicht können.

Stellvertretend hier ein verblüffendes Experiment: Jeder Teilnehmer bekam ein Streichholz in die Hand. Dann sollten wir versuchen, das Streichholz zu brechen, während wir uns laut einredeten: "Ich will das Streichholz brechen, aber ich kann nicht." Ununterbrochen (es sollte kein anderer Gedanke Platz haben) sagten wir uns laut diesen Satz, und nur einer von uns hat es geschafft, das Streichholz zu zerbrechen! Es war verrückt, ich versuchte mit aller Kraft, dieses Streichholz zu zerbrechen, aber es ging einfach nicht!

Wenn wir also ohne Unterlass denken und fühlen, dass wir etwas nicht können, dann können wir es auch nicht! Wenn ich also im Rollstuhl sitze und denke, dass ich nicht laufen kann, oder mir nicht vorstellen kann, laufen zu können, dann stehen die Chancen schlecht, selbst wenn ich guten Willens bin.

Margret, Diagnose MS, damals 53 Jahre alt, seit vier Jahren im Rollstuhl, hat nach drei Sitzungen die Therapie beendet: "Ich glaube, dass das gar keinen Zweck hat, ich kann mir gar nicht mehr vorstellen zu laufen." Ich konnte sie nicht überreden, gerade an ebendieser Blockade zu arbeiten, sie hatte bereits für sich entschieden.

Jesus forderte den Gelähmten auf, aufzustehen und zu gehen. Er tat es und Jesus sagte zu ihm, sein Glaube habe ihm geholfen. Nun wurde da hineininterpretiert, dass es der Glaube an Gott gewesen sei, der ihm geholfen habe. Nein, es war sein Glaube daran, aufstehen und gehen zu können.

Bei der Diagnosestellung wird den Betroffenen meist gleich dazugesagt, dass ihre Krankheit unheilbar sei und dass man nun abzuwarten müsse, wie sich die Krankheit entwickeln werde, aber mit Sicherheit werde es immer schlimmer werden. "Bauen Sie schon mal Ihr Haus behindertengerecht um!" Es wird also suggeriert, was zu erwarten ist: nämlich der Rollstuhl.

Von diesem Moment an folgt der Patient dieser Suggestion, ja fast wie unter Hypnose. Er hat diese Krankheit zu haben und auch zu behalten! Der Moment der Diagnoseeröffnung ist immer ganz genau und ausführlich anzuschauen. Wie wurde die Diagnose mitgeteilt und wie hat der Betroffene emotional darauf reagiert? Welchen Stellenwert hat diese Diagnose fortan für den Patienten? Wie viel Gewicht wird dieser Diagnose beigemessen? Die meisten stehen dann erst einmal unter Schock, denn schließlich ist es der Neurologe, der Spezialist, der nach vielen Untersuchungen zu diesem Schluss gekommen ist. Er hat doch sehr viel und lange studiert und ganz besonders das Nervensystem und seine Krankheiten.

Aus meiner Erfahrung heraus ist es ganz wichtig, diese Macht der Diagnose und der sogenannten Spezialisten bereits zu Beginn der Therapie zu entschärfen, in Luft aufzulösen. Das geht meines Erachtens nur, indem der MS-Patient seine Krankheit versteht, indem er versteht, warum er sie hat, wie sie verläuft und welchen Zweck sie erfüllt. Und nur wenn er erkennt, dass er selbst seine Genesung in der Hand hat, ist er motiviert, das zu tun, was dafür nötig ist.

Bis dahin wird das Gehirn eines MS-Kranken jedoch ständig mit negativen Informationen versorgt: Die ständige reale Erfahrung der motorischen Unfähigkeit durch seine Lähmung, sie bestätigt ihm praktisch jederzeit, dass der Spezialist recht hatte. Auch Krankengymnastik ist in diesem Sinne nicht unbedingt förderlich, da der Patient immer wieder körperlich und emotional schmerzlich mit seinen Grenzen und mit seiner Unfähigkeit konfrontiert wird. Er fühlt sich unter Druck gesetzt, oder er macht sich den Druck selbst!

Nach der ersten Therapiesitzung hat der Patient in der Regel schon viel mehr Wissen und Verständnis bezüglich der Multiplen Sklerose als der Spezialist, der ihm die Diagnose gestellt hat. Nur so kann er ihn "vom Sockel stoßen" und dem, was er gesagt hat, keine Bedeutung mehr beimessen.

Es ist also ganz wichtig, die eigene Einstellung zur MS und das Bild dieser Krankheit, das einem von außen vorgezeichnet wurde, infrage zu stellen, diese Überzeugung zu überdenken und zu verändern.

Die oben erwähnte Patientin, Margret, hatte im Alter von 27 Jahren eine Entzündung des Sehnervs und sah plötzlich nicht mehr viel. Da sie in einer Universitätsstadt lebte, ging sie gleich in die Uniklinik zum Spezialisten, Untersuchungen wurden gemacht. Die Symptome waren schon wieder verschwunden, als man nur ihrem Mann die Diagnose MS mitgeteilt hat. Er hat ihr nichts davon gesagt, um sie nicht zu beunruhigen. Es sind während 28 Jahren keine weiteren Symptome aufgetreten, er hat nie etwas gesagt (er hat dadurch sehr viele Zähne verloren) bis zu dem Tag, als seine Frau sich einer Gallenoperation unterziehen musste. Am Tag vor der Operation kommt der Anästhesist zum Anamnesegespräch in ihr Krankenzimmer und fragt natürlich nach sonstigen Krankheiten, Allergien ... Der Mann sitzt daneben und denkt, dass der Anästhesist doch wissen müsse, dass seine Frau MS hat. So folgt er dem Arzt auf den Flur und sagt ihm, dass sie MS habe, es aber nicht wisse. Der Anästhesist schreibt das auf das Anamneseblatt. Dann muss es wohl während der Operation gewesen sein, bei der der Hausarzt auch anwesend war, dass über die MS gesprochen wurde.

Auf meine allererste Frage, wann denn die MS begonnen habe, wann sie die ersten Symptome bemerkt habe, antwortete ihr Mann: "Ich weiß nicht, was die bei der Gallenoperation gemacht haben, aber danach hat das angefangen, sie konnte nicht mehr richtig gehen, hat angefangen zu stolpern, ist hingefallen." Ganz schnell wurde die Diagnose MS gestellt bzw. bestätigt.

In Anästhesie bekommt der Patient alles mit, was gesagt wird, ganz ohne Filter. Bei der Gelegenheit wurde von der MS gesprochen, die sie hat, und so ist sie zu ihren MS-Symptomen gekommen. Auch hier ist es für die Schulmedizin total unverständlich, wieso die Dame seit 28 Jahren keine Symptome hatte und die Krankheit nun plötzlich massiv voranschreitet!

Einmal kam eine junge Frau wegen ihrer Polyarthritis zu mir, sie war 25 Jahre alt und hatte diese Diagnose bekommen, als sie 18 war. Die Rheumatologin: "Sie haben eine Polyarthritis, da können wir nicht viel dran machen. Laufen Sie keine Treppen, sonst sitzen Sie mit 30 im Rollstuhl!" Das sagte die Spezialistin.

Während der ersten Sitzung verstand die sehr intelligente junge Frau ihre Krankheit und die Gründe dafür, sie fühlte das Drama ihrer Kindheit, das dahintersteckte, und für sie war nun klar, dass die Polyarthritis der Vergangenheit angehörte. Sie fuhr nach Hause und hatte an den folgenden Tagen ganz eigenartige Gefühle der Schwäche in den Beinen, sie hatte es als Heilungsphänomen angesehen, ihre Gelenkentzündungen waren vorher hauptsächlich in den Beinen lokalisiert gewesen. Ein paar Wochen später sieht sie plötzlich nur noch verschwommen, geht zum Augenarzt, der sie untersucht und fragt, ob sie in letzter Zeit nicht noch andere neurologische Symptome gehabt habe. Sie erzählt von diesen komischen und kribbeligen Gefühlen in den Beinen, und der Augenarzt schickt sie also logischerweise zum Neurologen, der dann etliche Untersuchungen macht. Da es ihr nicht gut ging, überließ ihre Freundin ihr einen Termin bei mir, der genau einen Tag vor dem erneuten Termin bei besagtem Neurologen war. Sie verstand sofort, dass ihre Symptome ein kleiner Schub der MS waren, die bei der Diagnosestellung ihrer Polyarthritis ausgelöst wurde: die Aussicht auf den Rollstuhl! Sie arbeitete in einem Altenheim und musste jeden Tag Treppen laufen, das war gar nicht zu vermeiden. So brachte sie praktisch jede Stufe dem Rollstuhl näher. Dies war nach unserer ersten Sitzung aber sofort vorbei, und folglich war die Angst vor dem Rollstuhl nicht mehr vorhanden. Die Aussicht/die Suggestion, mit 30 nicht mehr gehen zu können, war vorbei und es kam ein kleiner Schub. Die Patientin hat das sofort nachvollziehen können und war beruhigt. Sie wollte aber unbedingt den Termin beim Neurologen wahrnehmen, so erklärte ich ihr, dass er ihr die Diagnose MS eröffnen werde, da er gar nichts von dem verstehe, was in ihrem Körper vor sich gehe. Zur Sicherheit gab ich ihr einen weiteren Termin, da ich aus Erfahrung weiß, wie die Ärzte ihre Patienten schocken können, da muss man schon stark sein, um sich nicht beeinflussen zu lassen.

Sie erzählte mir dann später, dass der Neurologe wahrscheinlich noch nie jemanden so auf eine MS-Diagnose hatte reagieren sehen wie sie. Sie hat ihn einfach nur angelächelt. Und es war nichts Schlimmes passiert, das sie doch wieder hätte ins Zweifeln bringen können.

In Frankreich erzählte ein Kollege eine beeindruckende Geschichte, die auch hierhergehört: Eine MS-Patientin kam zu ihm in die Praxis, sie konnte sich mit viel Mühe und zwei roten Krücken noch auf den Beinen halten und vorwärtsbewegen. Der Kollege bat sie, sich hinzulegen, die Augen zu schließen und sich dann vorzustellen, dass sie in einen engen Kokon eingezwängt sei und dass sie sich praktisch nicht bewegen könne. Dann forderte er sie auf, irgendeine Lösung zu finden und sich in ihrer Vorstellung aus dem Kokon zu befreien. Es war eine ganze Weile still, und schließlich fragte der Therapeut sie, was geschehe und ob sie es schaffe. “Ja, das geht aber nicht so einfach, ich bin gerade dabei, mit meinen Zähnen ein Loch in diesen Kokon zu beißen. Ich brauche noch mehr Zeit." Nach geraumer Zeit sagte sie, dass sie es geschafft habe, dass sie sich aus dem Kokon herausgearbeitet habe. Dann forderte er sie auf, sich zu bewegen und aufzustehen, die Zeit für die Sitzung war um. Die Patientin stand auf, kam zu seinem Schreibtisch, bezahlte und ging zur Tür - ohne ihre Krücken! Er war sehr erstaunt, sie schien gar nicht bemerkt zu haben, dass sie ohne Krücken losgelaufen war. Mit den Krücken hinter seinem Rücken versteckt ging er ihr nach, sie stieg die Stufen von der Haustür auf den Bürgersteig hinab und ging zu ihrem Auto, stieg ein. Der Therapeut dachte, dass er ihr die Krücken jetzt doch zeigen müsse, damit es ihr bewusst wird. Er stellte sich mit den roten Krücken sichtbar vor die Motorhaube ihres Wagens. Da sah er, wie sie realisierte, dass sie gelaufen war. Von dem Moment an konnte sie laufen. Er hat sie einige Wochen später wiedergesehen, ohne Krücken.

Sie hatte aufgehört, sich zu suggerieren, dass sie nicht laufen kann, sie hatte es einfach vergessen!

Und noch eine interessante Geschichte, die Ihnen aufzeigen soll, wie das geht und dass eine augenblickliche Heilung möglich ist, man muss nur davon überzeugt sein - egal wie:

Dr. Claude Sabbah, einer meiner wichtigsten Lehrer, erzählte uns, dass er im Radio ein Interview mit einem Mann gehört habe, der in Lourdes von seiner MS geheilt wurde. Diese Tatsache war damals ganz offiziell von der katholischen Kirche als Wunder anerkannt worden.

Der Mann erzählte seine Geschichte, ich schreibe sie der Einfachheit halber sinngemäß in der Ich-Form: "Ich saß schon viele Jahre im Rollstuhl, hatte alle möglichen neuen Therapien ausprobiert, niemand und nichts hatte mir helfen können. Vor einigen Jahren war ich schon einmal nach Lourdes gepilgert, aber auch das hatte nichts gebracht. So wollte ich definitiv nicht weiterleben. Ich fasste den Entschluss, noch einmal nach Lourdes zu fahren und dort für meine Heilung zu beten, falls das nicht funktioniert hätte, wollte ich mich umbringen.

Dann habe ich überlegt, woran es gelegen haben könnte, dass es beim ersten Mal in Lourdes nicht geklappt hat. Ich kam zu dem Schluss, dass ich mich wahrscheinlich nicht gut genug vorbereitet hatte.

Diesmal habe ich mich sehr gut vorbereitet, habe meditiert, Exerzitien gemacht usw., dann bin ich nach Lourdes gefahren, saß dort in der Grotte und habe lange und inbrünstig gebetet. Da ist mir die Mutter Gottes erschienen und hat gesagt, dass ich lange genug krank war und nun gesund werden würde! Augenblicklich habe ich so etwas wie einen Stromschlag im Gehirn gespürt, dieser Impuls ging durch das Rückenmark bis ins Becken, ich habe am ganzen Körper gezittert ...

Sechs Wochen hat es etwa gedauert, bis ich wieder laufen konnte, meine Muskeln waren total geschwächt gewesen und mussten erst wieder zu Kräften kommen."

Wenn es um das Überleben geht - der Mann hätte sich ganz sicher umgebracht, wenn er nicht gesund geworden wäre -, muss das Gehirn eine Lösung finden! Es projiziert das Hologramm der Mutter Gottes in das Gesichtsfeld des Patienten, der in dem Moment quasi nicht nur eine visuelle, sondern auch eine auditive Halluzination erlebte!

Sein Gehirn kann ihm nur *die* Mutter Gottes hinprojizieren, die er kennt. Das erklärt auch, warum all diejenigen, die eine solche Erscheinung erlebt haben, die Mutter Gottes auf ganz verschiedene Art und Weise beschreiben, einmal ganz in Weiß oder in Hellblau gekleidet, mit oder ohne Jesuskind auf dem Arm, manchmal hatte sie einen Heiligenschein, manchmal nicht, manchmal war sie barfuß ... Jeder "sieht" die Mutter Gottes eben, wie er sie zu Hause auf der Kommode oder in seiner Kirche stehen sieht.

Wie dem auch sei, der Mann, der offiziell ein Wunder erlebt hat, brauchte eine Lösung in diesem Überlebenskampf, er brauchte etwas, das ihn daran hinderte, sich umzubringen. Und wenn die Mutter Gottes schon sagt, dass er gesund wird, dann gibt es auch keinen Zweifel! Dann ist es klar und es kann nicht anders sein, als dass er gesund wird!

Die bewusste und die unbewusste Ebene

Der Patient kommt in die Praxis und beklagt sich, dass er dieses oder jenes wegen seiner MS nicht mehr tun könne. Das ist sein bewusstes Problem.

Er fühlt sich unfähig. Selbst wenn man mit ihm die auslösende Stresssituation findet, wird er sagen, dass er in dieser Situation unfähig war, etwas zu tun, jemanden zu verteidigen, jemanden zu retten, wegzugehen, jemanden wegzudrücken oder zu töten ... Aber warum war er unfähig? Aus den bereits genannten Gründen, hauptsächlich war es der Gehorsam, der ihn unfähig gemacht hat.

Benutzen wir hier die bildliche Geschichte von Jakob, dem Steinzeitjäger. Jakob muss jeden Tag auf die Jagd, in der Steinzeit gibt es keine Kühlschränke und keine Supermärkte. Der Job des Steinzeitjägers ist hart und gefährlich, jeden Morgen müssen die Jäger einen Fluss durchqueren, in dem es giftige Schlangen gibt. Vor vielen Jahren war Jakobs Großvater von einer Schlange gebissen worden und verstorben, vor ein paar Wochen hatte es seinen besten Freund erwischt, der neben ihm den Fluss durchquerte. Riesenstress für Jakob! Ab dem Tag schlief er kaum noch, er dachte ständig an diesen Fluss und die Schlangen, hatte furchtbare

Angst, durfte sich aber nichts anmerken lassen, er musste weiterhin durch den Fluss, es war seine Pflicht und es wurde von ihm erwartet. Tagsüber bei der Jagd war er müde und doch gestresst, dachte nur immer wieder daran, nach der Jagd den Fluss wieder durchqueren zu müssen.

Die Lösung: MS. Jakob lähmt sich sein Bein, jetzt kann er nicht mehr richtig laufen. Der Clanchef sagt zu ihm: "Armer Jakob, nun kannst du nicht mehr mit uns auf die Jagd, bleib du zu Hause bei den Frauen in der Höhle, pass vor allen Dingen auf, dass das Feuer nicht ausgeht ..."

Jakob fällt ein Riesenstein vom Herzen, er ist befreit, er MUSS nicht mehr durch den Fluss! Die MS hat ihren Sinn erfüllt, sie muss aber auch dauerhaft bleiben, damit er niemals wieder durch den Fluss muss! Mit der MS kann er leben, mit diesem vorherigen Stress konnte er nicht mehr leben.

Wenn Jakob wegen seiner MS in die Therapie käme, würde er jammern und sich beklagen, dass er nicht mehr richtig laufen kann, dass er abends nicht mehr um das Lagerfeuer tanzen kann ... Auf keinen Fall würde er sagen, wie heilfroh er ist, diese MS zu haben, da sie es ihm ermöglicht, nicht mehr durch den Fluss zu müssen.

Entweder - oder! Jakob kann nicht abends tanzen und morgens wieder gelähmt sein, um nicht durch den Fluss zu müssen. Es ist natürlich wichtiger, eine Möglichkeit zu haben, ehrenhaft den Dienst als Jäger aufgeben zu können, als zu tanzen! Ja, ehrenhaft, denn wenn er könnte, würde er natürlich wieder seine Pflicht erfüllen, so sieht es zumindest nach außen hin aus. Er bekommt zudem noch Mitleid.

Es war ihm unmöglich gewesen, dem Clanchef zu sagen, dass er so fürchterliche Angst hat, durch den Fluss zu gehen, und dass damit für ihn jetzt Schluss sei!

In der Therapie geht es also auch darum, den Patienten diesen Aspekt der Krankheit spüren zu lassen. Wie toll es doch ist, nicht mehr gezwungen werden zu können. Und dass er bereit ist, dafür auf so manches zu verzichten.

Die MS ist die perfekte Lösung auch auf dieser Ebene: Bewegung ist gefährlich oder tödlich (den gefährlichen Fluss überqueren, überfahren werden, in den Krieg ziehen ...), besser ich bewege mich nicht oder kaum.

Es ist also klar, dass die MS-Symptome dauerhaft sein müssen, um denjenigen vor dem zu bewahren, was gefährlich ist. Er braucht sie, um definitiv nie mehr gezwungen werden zu können, um das nicht/nie mehr machen zu können, was er machen müsste.

Die MS ist eine der sehr wenigen Krankheiten, die tatsächlich das Problem/die Probleme des Patienten lösen. Sie wird dauerhaft gebraucht.

Über viele Jahre war ich regelmäßig mit den Ausbildungsgruppen in einem großen Seminarhaus bei Pforzheim. Es fanden dort auch des Öfteren gleichzeitig Treffen der AMSEL e.V. statt (Aktion Multipler Sklerose Erkrankter, Landesverband ...), also eines Vereines für Multiple Sklerose. Die Teilnehmer waren unschwer an ihren Gehproblemen oder Rollstühlen zu erkennen. Meine Schüler konnten der Versuchung nicht widerstehen, MS-Leute anzusprechen und ihnen von der Möglichkeit, über das Biologische Dekodieren gesund zu werden, zu erzählen. Niemand wurde hellhörig, es hat sie gar nicht interessiert.

Das Vergnügen an der MS

Das mag sich vielleicht für viele von Ihnen, liebe Leser, etwas befremdlich anhören. Das Vergnügen ist aber ein zentraler Punkt – übrigens nicht nur bei der MS, das gilt auch für andere Erkrankungen. Manche mögen zwar zugeben, dass es einen sekundären Krankheitsgewinn gibt oder geben muss, aber dass es sich hier um sehr große "Vergnügen" handelt, muss erst mal verstanden, akzeptiert und gefühlt werden.

Um überleben zu können, brauchen wir ein Vergnügen im/am Leben, das uns motiviert weiterzuleben. Dies basiert auf biologische Grundsätzen. Holen wir hier etwas weiter aus! Wenn wir etwas Gutes essen, haben wir ein bewusstes Vergnügen dabei. Ansonsten führt aber allein die Tatsache, dass wir gesättigt sind, zu einem Vergnügen, es handelt sich um ein biologisches Wohlbefinden, ein biologisches Vergnügen. Das ist eben auch die (notwendige) Motivation dafür, dass man beim nächsten Mal wieder isst und somit weiterlebt.

Beispiel: Wenn ich einen Witz erzähle und niemand lacht, höre ich schnell auf, weil es kein Vergnügen bereitet. Ich bekomme nicht das, was ich mir wünsche. Wenn aber jeder lacht, fällt mir ein Witz nach dem anderen ein und ich bin motiviert, damit weiterzumachen.

Kommen wir zurück zu dem Vergnügen beim Essen. Das bedeutet, dass ein anderes wichtigeres Vergnügen vorhanden sein muss, wenn jemand magersüchtig ist und nicht isst.

Man hat in Experimenten mit Ratten festgestellt, dass sie starben, weil sie ein bestimmtes Vergnügen nicht aufgeben wollten: Nachdem die Ratten gut versorgt waren, hat man ihnen in ihrem Käfig eine Taste installiert und wenn sie auf diese Taste gedrückt haben, wurde ihr Vergnügenszentrum im Gehirn mittels ganz kleiner Elektroden aktiviert. Man könnte sagen, dass sie einen Orgasmus erlebten, jedes Mal, wenn sie die Taste gedrückt haben. Und was glauben sie? Was haben die Ratten gemacht, nachdem sie die Taste entdeckt hatten? Sie haben immer wieder die Taste gedrückt und nach 10 bis maximal 14 Tagen waren alle tot. Sie haben nur noch die Taste gedrückt, sie haben nicht mehr geschlafen, sie haben nicht mehr gefressen. Obschon der volle Napf nicht weit entfernt war und sich ein Hungergefühl einstellte, konnten sie die Taste nicht loslassen. Sie sind also an ihrem Vergnügen gestorben. Das Vergnügen war so groß, dass sie dafür auch den Tod in Kauf genommen haben. So funktioniert das Säugetiergehirn, also auch unser Gehirn!

Der MS-Patient kommt in die Therapie, weil er bewusst etwas ändern möchte, er möchte gesund werden. Er spricht von den Nachteilen der MS. Er muss aber auch die Vergnügen sehen, die mit seinem Verhaltensmuster und der Krankheit verbunden sind.

Wir haben schon gesagt, dass es notwendig ist, dass die Eltern sich dem Kind zuwenden. Wenn die Eltern sich dem Kind nicht zuwenden, stirbt es. Also merken wir uns die Strategien, die wir in der Kindheit entwickeln mussten, um Zuwendung (Liebe) zu bekommen. Der MS-Patient hat gelernt zu gehorchen, dann waren die Eltern zufrieden und er musste nicht fürchten, von ihnen verlassen (der sichere Tod) oder gar getötet zu werden.

Zuwendung der Mutter oder der Eltern ist immer gleichzusetzen mit einem Vergnügen, mit einem biologischen Vergnügen, besonders dann, wenn diese Zuwendung nicht im Überfluss vorhanden war, wenn man es schwer hatte, von den Eltern geliebt zu werden. Man lernt also, was man tun muss, um das nötige Vergnügen zu haben, was einen dann wiederum motiviert weiterzumachen, ja weiterzuleben.

Es ist ganz wichtig, dieses Vergnügen zu fühlen, es mag zwar kein vollkommenes Vergnügen sein, aber wenigstens etwas!

Wenn ich in einem Konzentrationslager bin - und manche Kindheiten waren wie ein Leben im KZ - welches Vergnügen finde ich dort, das mich motiviert, weiterzuleben und nicht sterben zu wollen?

- Ich kann davon träumen, wie es sein wird, wenn ich wieder frei bin und nach Hause komme ...
- Ich kann davon träumen, mich zu rächen, ich kann mir vorstellen, wie ich meine Peiniger quäle, mehr noch als sie mich gequält haben - was auch geschehen ist, nachdem die KZs befreit wurden und manche Wärter sich nicht schnell genug in Sicherheit bringen konnten. Das wird zu meinem großen Traum, der mich am Leben hält: die Hoffnung, ja die Gewissheit, mich eines Tages rächen zu können.
- Es braucht aber auch ein reales Vergnügen (nicht nur ein vorgestelltes): das Vergnügen, dass ich noch am Leben bin, dass sie mich noch nicht kleingekriegt haben, dass ich diesen Umständen und diesen Lebensbedingungen und den Peinigern trotze. Es ist dieser Triumph, den ich jeden Abend verspüre: Ich bin stärker als sie. Die Aussicht auf dieses abendliche Vergnügen motiviert mich, den nächsten Tag auch wieder durchzuhalten.

Und so kann man sagen: **Mein größtes Leiden wird zu meinem größten Triumph (Vergnügen).**

Dann kann ich sehen, wie das Vergnügen, so viel gelitten zu haben, auch das Vergnügen ist, andere leiden zu lassen, nun andere zu tyrannisieren, ja aus dem Rollstuhl heraus die anderen herumzukommandieren, so wie man damals herumkommandiert wurde und gehorchen musste. Das kann sehr sadistische Züge annehmen. Mein Leid ist das, was ich auch die anderen ertragen lassen möchte, und folglich werde ich die anderen wiederum dazu auffordern, sich zu rächen und mich nun wiederum zu zerstören. Es ist zugleich also auch ein demütigender und selbstmörderischer Prozess, sich so zu rächen - aber es ist die Erfüllung des großen Traumes, den man als Kind "geträumt" hat. Es ist das Vergnügen, dass jeder einem nun zu Füßen liegt.

Es ist stets ein Leiden, das an ein Vergnügen gebunden ist.

Meistens sind dieses Vergnügen und dieser große Traum sozial nicht akzeptabel, man wird diese unmenschlichen Vergnügen also ins Unterbewusstsein verdrängen. Wenn sie unmenschlich sind, dann nur aus Sicht der Gesellschaft. Wenn man jedoch akzeptiert, dass dies für einen selber nicht unmenschlich ist, dass man etwas brauchte, das einen motiviert hat weiterzuleben, verliert es an Gewicht. Man kann sein Vergnügen erkennen als ein Konstrukt, das einem sehr nützlich war. Dieser Traum von Rache hat einem damals geholfen durchzuhalten.

Nur indem man seinen großen Traum, sein großes Vergnügen verspüren kann, gelingt es einem, es loszulassen, um dann vielleicht ein anderes Vergnügen auswählen zu können.

Dazu kommt natürlich das Vergnügen, sich nicht mehr zwingen zu lassen - wie schon gesagt. Es können noch andere Vergnügen vorhanden sein, ganz "einfache", z. B. nicht mehr putzen zu müssen, ganz bequem zu sitzen, wo andere stehen müssen ... Oder für den Fall, dass man gehen müsste, braucht man sich nicht abzuwerten, sich schlecht und unfähig zu fühlen, weil man es nicht schafft zu gehen, denn man *kann* ja nicht (mehr) gehen ...

Es gibt eine Diskrepanz zwischen dem, was die Menschen bewusst sagen ("Ich würde alles dafür geben, wenn ich wieder laufen könnte!"), und dem, was sie innerlich und unbewusst dazu zwingt, krank zu bleiben.

Der Schlüssel ist also die Frage nach dem Vergnügen.
Wenn man bei sich diese Vergnügen nicht erkennt,
kann man sie auch nicht loslassen.

Liebe MS-Kranke, ich gebe Ihnen die Erlaubnis, diese unmenschlichen Ideen zu haben, die auf dieser Welt unmöglich toleriert werden können. Es ist das Grauen an diesem Vergnügen, das Sie erkennen müssten. Wenn Sie sehen, dass Ihre Vergnügen letztendlich selbstzerstörerisch sind, können Sie sie loslassen, können Sie z. B. aufhören, sich auf diese Art zu rächen.

Wenn Ihnen jemand (der Therapeut) die Erlaubnis gibt (obwohl der Therapeut auch der Gesellschaft angehörig ist und es im Gegensatz zu allem steht, was in anderen Therapien und Situationen gesagt wurde), diese unmenschlichen Dinge in Ihnen zu erkennen und zu fühlen, können Sie vielleicht hingehen und sie wirklich empfinden. Wenn Sie das empfinden und sehen, dass Sie keine andere Wahl hatten als diese – in jedem Fall war es die beste –, dann sind Sie also nicht schuldig, wenn Sie sich rächen mussten. Es kam nicht bewusst und nicht gewollt von Ihnen.

Man muss ein Bündnis mit dem alten Teil in sich schaffen, der etwas Negatives wählen musste, um zu überleben. Wenn Sie dieses Bündnis schaffen und Sie die Erlaubnis haben, es anders zu machen, als es bisher in der Gesellschaft üblich war, und wenn Sie sich erlauben, diese negativen Sehnsüchte zu äußern, dann ist die Möglichkeit gegeben, diesen Moment, diese Geschichte, als Sie das Negative haben wählen müssen, zu finden und das Ganze als Überlebensprozess zu erkennen.

Wenn Sie wirklich dieses Vergnügen zu überleben fühlen können, kämpfen Sie nicht mehr gegen diese Sehnsucht an. Im Kampf gegen etwas erhalte ich es aufrecht.

Wenn ein negatives Verhalten an tiefe Gefühlserlebnisse gebunden ist, reicht es nicht aus, als Therapeut mit positiven Gedanken und Worten zu helfen. Der Betroffene braucht Hilfe, um das zu finden und zu fühlen, was tief in ihm drin sitzt.

Dann können Sie sich gar bei sich selbst bedanken! In dem Umfeld, in dem Sie gelebt haben, war es die beste Art und Weise, die Sie finden konnten. Sie haben alles getan, was möglich war, es war das Beste, also bedanken Sie sich bei sich selbst, diese einzig mögliche Wahl getroffen zu haben, diese einzig mögliche Lösung gefunden zu haben.

Dann werden Sie frei. Das Problem war, dass Sie nicht wirklich eine andere Wahl gehabt haben.

FALLBEISPIELE, die gleichzeitig die Erklärung und das Verständnis noch weiterer Aspekte dieser sehr vielschichtigen Erkrankung ermöglichen:

1. Beispiel:

Jean-Philippe, 31 Jahre alt. Seine MS wurde mit 19 diagnostiziert.

Sein Vater war sehr autoritär und schlug ihn auch, als er klein war. Mit 16 Jahren war Jean-Philippe dann aber schon sehr groß und stark. Einmal wollte ihn sein Vater wieder schlagen, aber da packt Jean-Philippe den Vater mit beiden Händen am Kragen und wirft ihn durch das geschlossene Fenster hinaus! Er hatte den Vater in die Schranken verwiesen und körperlich besiegt. Seit diesem Vorfall konnte ihm der Vater nichts mehr anhaben.

Mit 19 Jahren war er im damaligen Jugoslawien mit einer Jugendgruppe als Animateur in einem Zeltlager. Nach einer abendlichen Sauftour wurde er am nächsten Morgen vom Lagerleiter geweckt, der im Zelteingang stand und ihm zurief, dass sein Typ verlangt werde, dass er genau auf die Beschreibung passe. Die Polizei suche einen Mann, dem vorgeworfen werde, am Abend vorher versucht zu haben, ein junges Mädchen zu vergewaltigen. Jean-Philippe war noch nicht wirklich ganz nüchtern und verstand nicht, was man von ihm wollte. Die beiden Polizisten führten ihn zum Polizeiwagen, und hier haben wir die Stresssituation, in der die MS begann. Jean-Philippe ging zwischen den beiden Polizisten, er war deutlich größer und stärker als die beiden, einen Moment lang dachte er, er könne sie mit Leichtigkeit überwältigen, körperlich wäre er dazu fähig gewesen, die "Autorität" zu besiegen (wie er es Jahre zuvor mit seinem Vater gemacht hatte), doch dann besann er sich, ging brav und gehorsam mit den Polizisten und ließ sich in eine Zelle sperren.

Der Vikar, der das Lager leitete, musste ihn letztendlich freikaufen. Jean-Philippe selbst konnte sich an nichts erinnern.

Nach meiner Erfahrung gibt es sehr oft ein Sexualverbot bei den Sklerosen. Es ist verboten, zu lieben oder (Spaß am) Sex zu haben. Auch hier ist der Gehorsam wichtig - der Gehorsam der Kirche und der Religion gegenüber. Der Mann hat alle Rechte und die Frau muss die ehelichen Pflichten erfüllen. Jean-Philippe war ein guter Reiter, das heißt auch, dass er das wilde Tier zwischen den Beinen zügeln konnte und unter Kontrolle hatte, sodass es nur das machte, was er wollte - das Pferd hat einen symbolischen Bezug zur Sexualität.

Es geht auch meist um die "Weitergabe" des Familiennamens. Jean-Philippe wird als drittes Kind seiner Eltern geboren, nach zwei Mädchen. Er ist seit fünf Generationen der einzige männliche Nachkomme, der den Familiennamen weitergeben soll. Die männlichen Vorfahren (Vater, Großvater väterlicherseits, dessen Vater und dessen Großvater väterlicherseits und auch noch dessen Vater) hatten jeweils denselben Vor- und Nachnamen. Nur die Männer, die den Vornamen ihres Vaters trugen, hatten jeweils einen Sohn, auch wenn es weitere Brüder gab, waren diese entweder nicht verheiratet oder hatten nur Töchter. Aus dem Grunde wollte Jean-Philippes Vater ihm auch diesen Vornamen geben, wogegen sich aber die Mutter gewehrt hat, sie wollte ihrem Sohn unbedingt einen anderen Vornamen geben und es sollte ein Doppelname sein. Nach der Geburt des lang ersehnten Sohnes hat der Vater ordentlich gefeiert und sich betrunken, am nächsten Tag sollte er die Geburt seines Sohnes auf dem Standesamt anzeigen, da konnte er sich aber nicht mehr erinnern, auf welchen Doppelnamen sie sich dann letztendlich geeinigt hatten. So bekam Jean-Philippe noch einen anderen Namen als den, den die Mutter gewollt hatte. Und es sah nun auch so aus, als ob er nicht Vater eines Sohnes werden sollte. Welche Frau mag schon einen jungen Mann mit MS heiraten und zum Vater ihrer Kinder machen?

In seiner Geschichte ist diese Prägung ganz wichtig: Bei der dritten Sitzung war alles ganz logisch. Wir hatten die Gründe für seine MS aufgeklärt und er konnte fühlen, wie wichtig es für ihn gewesen war, sich zu lähmen, indem er das nicht mehr tun konnte, was er bei seiner Verhaftung gerne getan hätte, stattdessen hatte er gehorcht. Auch konnte er nachvollziehen, dass die Lähmung (bereits mit 19 Jahren) dazu diente, nicht wie einer seiner Vorfahren ganz jung im Krieg zu fallen, Jean-Philippe brauchte tatsächlich wegen seiner MS keinen Dienst an der Waffe zu verrichten, er brauchte schon gar nicht zum damals noch obligatorischen Militärdienst.

Nach dieser dritten zusammenfassenden Sitzung war es Jean-Philippe klar, dass die MS verschwinden würde, weil sie nicht mehr gebraucht wurde – **das, was sehr sinnvoll gewesen war, hatte nun seinen Sinn verloren**. Er stand auf und als er zur Tür ging, konnte er sich nur mühsam an der Wand entlang fortbewegen, ich fragte, ob ich ihn bis zu seinem Wagen begleiten solle.

Er antwortete nur: "Nein, brauchen Sie nicht! Und wenn ich hinfalle, ist das nicht schlimm, dann stehe ich wieder auf." So wusste ich, dass seine Angst zu fallen tatsächlich weg war.

Zu Hause angekommen (nach etwa zwei Stunden Fahrt) stieg er aus dem Wagen und konnte laufen - als ob er nie eine MS gehabt hätte. An dem Abend war er zu einer Geburtstagsfeier eines Freundes eingeladen, er hatte einiges zu feiern, konnte er doch wieder laufen ...

Am nächsten Morgen war die MS wieder da. Er kam zu einer weiteren Sitzung, in der wir dieses Thema aufgearbeitet haben. Der Geburtstag wurde abends gefeiert und am nächsten Morgen war doch wieder alles nicht wahr. So war es nach Jean-Philippes Geburt gewesen: Die Geburt wurde ausgiebig gefeiert, aber am nächsten Tag war alles zunichte, weil er nicht den Vornamen seines Vaters bekommen hatte. Also war es praktisch besiegelt: Er würde den Familiennamen nicht weitergeben können.

Die französische Sprache eignet sich hervorragend zum Verständnis der wörtlichen Prägungen. Man spricht bei der Reizweiterleitung von der "transmission nerveuse", also wörtlich übersetzt von der "nervlichen Weitergabe", "transmettre" heißt weitergeben. Jean-Philippe war also so geprägt, dass er nicht fähig sein würde, die Weitergabe zu gewährleisten.

Wir mussten dann also noch einmal etwas nacharbeiten.

2. Beispiel

Ludwig, 48 Jahre alt. Seine MS wurde mit 36 diagnostiziert.

Ludwig hatte ebenfalls einen sehr autoritären Vater. Der Vater schlug ihn. Sein Vater war gleichzeitig der Direktor der Grundschule, die er besuchte. Im sechsten und letzten Grundschuljahr war sein Vater zudem sein Klassenlehrer. Dieser schlug seinen Sohn während des Unterrichts, eigentlich grundlos. Er wollte sich auf diese Art und Weise nur Respekt verschaffen, er riskierte es nicht, die anderen Kinder zu schlagen.

Zu seiner Geschichte: Ludwig war verheiratet und hatte zwei Töchter. Es war ihm aber sehr wichtig, auch einen Sohn zu haben. Aus diesem Grunde wollte er lieber einen Jungen adoptieren, als zu riskieren, noch ein drittes Mädchen zu bekommen. Zum Zwecke der Adoption nahmen er und seine Frau einen Jungen schon als Baby in Pflege. Als alles gut lief und der Junge zweieinhalb Jahre alt war, wollten sie die Adoption perfekt machen. Doch da war plötzlich die leibliche Mutter nicht mehr einverstanden und verlangte das Sorgerecht zurück.

Eines Tages stehen zwei Männer bei ihnen vor der Haustür, halten ihm ein richterliches Schreiben entgegen, sie hatten die Befugnis, den Jungen zurück zu seiner leiblichen Mutter zu bringen. Er muss die Männer einlassen und ihnen freie Hand lassen. Sie entreißen den Jungen den Armen seiner Frau! Der Junge weint und seine Frau schreit verzweifelt. In dieser Situation löst er seine MS aus, denn er muss dieser Autorität gehorchen und kann nicht eingreifen, er kann nichts dagegen tun. Er ist unfähig zu handeln. Am allerschlimmsten war es für ihn, seiner Frau nicht helfen zu können! Er sah, wie sie weinte und verzweifelt war, weil sie das Kind nicht hergeben wollte.

Unauffällige Lähmungen beginnen in seinem rechten Arm und in seinem rechten Bein, konnte er doch in dieser Stresssituation nicht hingehen und eingreifen, was er mit dem rechten Arm getan hätte. Er hat keinen körperlich anstrengenden Beruf, so dass er diese Schwächen nur im Nachhinein als die ersten Symptome der MS einordnen kann.

Seine Frau und er beschließen daraufhin, selbst ein weiteres Kind zu zeugen, in der Hoffnung, dass es ein Junge wird. Etwa elf Monate später kommt der ersehnte Sohn zur Welt. "Ich war emotional so überwältigt, ich habe geheult vor Freude, als meine

Frau unseren Sohn im Arm hielt!" Ja, natürlich, niemand würde ihr diesen Sohn jemals aus den Armen reißen können. Hier kommt dann sein Schub, er kann seinen rechten Arm und sein rechtes Bein überhaupt nicht mehr bewegen, die Diagnose MS folgt auf dem Fuße.

Sein Sohn ist nun zwölf Jahre alt. Ludwig meinte, dass er in gewissen Situationen schon auch mal eine Ohrfeige verdient hätte, durch die Lähmung könne er dem Sohn aber nicht nachlaufen und sein Arm könne den Sohn auch nicht mehr schlagen. Er bleibt also der Devise oder den Richtlinien seines Vaters in Sachen Erziehung treu: Wenn ein Kind ungezogen ist, hat es Schläge verdient!

3. Beispiel

Daniel, 35 Jahre alt. Diagnose MS mit 32 Jahren.

Daniel war nicht in Therapie bei mir wegen seiner MS, bei einem Treffen haben wir nur einmal "ungezwungen" darüber gesprochen. Daniel war eines von neun Kindern, sein Vater war ein Tyrann und dazu trank er auch noch. Daniel hatte es von Anfang an schwer mit Autoritäten, zum Beispiel schon in der Schule. Als er mit 18 den Führerschein gemacht hatte und in der Nacht einmal mit dem Auto von einer Disco nach Hause unterwegs war, sah er von weitem eine Polizeikontrolle. Der Polizist stand dort und fuchtelte mit seinem roten Leuchtstab umher. Die Straße war abschüssig und er gab Gas, wollte den Polizisten einfach überfahren. Doch im letzten Moment besann er sich, machte eine Vollbremsung und kam gerade noch vor dem Polizisten zum Stehen.

Daniel wurde Fernfahrer. Was die Fernfahrer auf der Autobahn am meisten ärgert, sind PKW-Fahrer, die auf der rechten Spur mit 80 km/h unterwegs sind. Sie sind dadurch gezwungen abzubremsen, verlieren ihren Schwung. Mit Vorliebe fahren sie dann ganz nah auf, um den Fahrer zu mehr Geschwindigkeit zu motivieren, manchmal berühren sie sogar die Stoßstange des Wagens. Als er etwa 30 war, hörte er auf einer Autobahnraststätte, dass ein Kollege auf diese Art und Weise zwei Menschen getötet hatte. Er hatte die Stoßstange des Vordermannes berührt, der Wagen verhakte sich und wurde von dem LKW überrollt. Ab dem Moment verbot Daniel es sich, bei solchen Gelegenheiten Gas zu geben, er durfte niemanden töten. Nach einigen Monaten merkte er, dass sein rechtes Knie beim Sprung von seinem LKW nicht mehr so stabil war. Zunächst wurde eine Arthroskopie (Spiegelung) des Knies gemacht, alles war in Ordnung. Irgendwann machte ein Heilpraktiker eine Iris-Diagnose und schickte ihn zum Neurologen, Diagnose: Multiple Sklerose! Mit der Diagnose und durch seine Vorstellung, wegen der MS bald nicht mehr laufen zu können, lähmte sich nun auch sein linkes Bein.

Sofort musste er seinen Führerschein abgeben, verlor seine Arbeit und saß nur noch depressiv zu Hause herum. Seine drei kleinen Kinder fingen an, ihn zu nerven, er war ja ohnehin schon nicht gut drauf. Manchmal hatte er den Impuls, seine Kinder schlagen zu wollen (so wie sein Vater ihn geschlagen hatte), den unterdrückte er und so lähmte er sich auch den rechten Arm ...

4. Beispiel

Mireille, 42 Jahre alt. Diagnose mit 40 Jahren.

Mireille ist sehr sportlich, ihr Mann ist aber noch mehr auf den Sport fixiert, läuft Marathon usw. Sie läuft auch, um sich fit zu halten und um eben eine gemeinsame Aktivität mit ihrem Mann zu haben.

Der Beginn ihrer MS: Sie nimmt an einem Lauf (Wettkampf) teil. Ihr Mann läuft den Marathon und sie auch, es gab aber die

Möglichkeit, den Lauf nach der Hälfte der Distanz zu beenden, dann wäre es eben nur ein Halbmarathon gewesen. Obschon sie nach der halben Strecke aufhören wollte, hat sie sich gezwungen, die volle Marathon-Distanz zu laufen, nur um ihrem Mann zu beweisen, dass sie über Durchhaltevermögen verfügt, dass sie mithalten kann und nicht aufgibt. Das Gegenteil wäre auch hier Selbstbestimmung gewesen!

Mireille hatte kaum Symptome und hat sehr schnell verstanden und gefühlt, worauf es ankommt. Sie war nur einmal bei mir in der Praxis.

5. Beispiel

Allegra, 12 Jahre alt. "Verdacht auf MS".

Allegra hatte wie aus heiterem Himmel eine Entzündung des Sehnervs. Mit Cortison wurden die Symptome schnell behoben. Dann wurden die üblichen Untersuchungen gemacht und man vermutete eine MS.

Die Eltern kamen wegen eines schulischen Problems mit ihrer Tochter zu mir, und bei der Gelegenheit kam die Frage auf, woher denn so etwas kommen könne. Ich erkläre, dass so ein Phänomen (Schub) meistens kommt, wenn man sich einem Gehorsam entzogen hat oder endlich eine Möglichkeit gefunden hat, ungehorsam zu sein. Es muss irgendwie einen Zwang gegeben haben, etwas anzuschauen, oder auch ein Verbot, etwas anzuschauen; etwas sehen zu müssen, obschon man nicht will, keine Selbstbestimmung bezüglich Dingen, die man anschauen oder sehen (sich vorstellen) will, möchte, muss ...

Allegra erzählte mir dann, dass sie vier Jahre lang Geigenunterricht hatte und dass sie diese Musiklehrerin gehasst hat. Jedes Mal, wenn sie zum Geigenunterricht kam, musste sie dieser Frau die Hand geben und sie war gezwungen, ihr dabei in die Augen zu schauen. "Wenn man jemandem guten Tag sagt, gibt man ihm die Hand und schaut ihm dabei in die Augen!"

Mehrfach hatte sie der Mutter gesagt, dass sie diese Geigenlehrerin nicht mag, und sie angefleht, nicht mehr hingehen zu *müssen*. Die Mutter bestand aber darauf, weil es die beste ihres Faches war. Vor kurzem war es aber zu einem Missverständnis gekommen zwischen der Mutter und der Lehrerin, ein festgesetzter Termin war verwechselt worden. Die Mutter hat sich sehr darüber aufgeregt. "Jetzt ist Schluss, du gehst nicht mehr zu dieser Schnepfe! Wir suchen nach einer anderen Geigenlehrerin für dich!"

Kurze Zeit später entzündete sich der Sehnerv - nun war sie nicht mehr gezwungen, dieser Frau in die Augen zu sehen.

Hier in dem Fall befürchte ich aber, dass das Kind bei nächster Gelegenheit wieder MS-Symptome bekommen könnte. Die Mutter hat das Ganze nicht wirklich verstanden. Sie war auch - wie viele Eltern von MS-Kranken - einer sehr starken Ideologie verfallen, sie war regelrecht fanatisch. Hier in diesem Fall war es die anthroposophische Weltanschauung.

Die MS-Patienten stammen meist aus Familien mit einer sehr starken positiven oder negativen Ideologie, es gab für sie ein sehr ideelles und sehr idealistisches oder perfektionistisches Programm, das aber der Realität nicht angepasst war. Die Kinder wurden dann auch da hineingezwungen.

Dr. Olivier Soulier zu den Hintergründen der MS (sinngemäß): In der MS gibt es eine unglaubliche Unsicherheit, das zeigt sich auch in ihrem Gang. Man lebt in einer Welt, die nicht so ist, wie die Eltern es einem beigebracht haben. Es ist aber nicht erlaubt, anders zu denken als die Eltern. "Es ist so, als ob sie mit dem Stadtplan von Paris nach New York fahren und sich wundern, dass nicht eine Straße stimmt."

MS ist, wenn man die Wünsche und die Träume der Eltern als real ansieht und noch immer als Maßstab für sein eigenes Leben benutzt.

Das Kleinkind wird von der Mutter getragen, dadurch erlebt es die Welt durch sie. Die Aktion/Bewegung und die Wahrnehmung sind nicht miteinander verbunden, nicht gekoppelt. Erst wenn das Kleinkind selbst läuft und die Welt erkundet, wenn es selbst aufrecht steht, wird es Herr über seine Wahrnehmungen und es nimmt die Welt mit den eigenen Sinnen auf.

Mit den Masern werden die Wahrnehmungen autonom, und das Kind hört auf, die Welt nur durch die anderen wahrzunehmen. MS-Kranke haben meist keine Masern gehabt. (Interessant ist auch in dem Zusammenhang, dass man in Deutschland die Impfung gegen Masern zur Pflicht gemacht hat - auch wenn sie nichts bringt!) Spätestens in der Pubertät wenden wir uns normalerweise ab von den Werten und Glaubenssätzen der Eltern. Diese Chance ergreifen aber wenige, eine heftige Pubertätskrise gibt es selten. (Jean-Philippe hatte es geschafft.)

Der Auslöser der MS ist meist der Moment, in dem einem klar wird, dass das, was man verteidigte und was man als einzige Wahrheit (Haltung) gelernt hat, FALSCH und der eigenen Realität nicht angepasst ist. Man müsste anders handeln, traut sich aber nicht, aus Angst, nicht mehr geliebt zu werden oder von der Autorität zerstört zu werden.

Viele MS-Kranke leiden auch an Verstopfung: Sie verneinen die Realität der Gegenwart und klammern sich nach wie vor an die Vergangenheit, an das, was sie nicht loslassen können, sie tragen die "Vorurteile" immer noch mit sich herum. Vorurteile sind Urteile, die vor der eigenen Zeit von den Eltern und Vorfahren aufgestellt wurden.

Es gilt also in der Therapie, die **familiären Glaubenssätze** zu finden (den Plan von Paris), dann diese Glaubenssätze abzulegen, zu erkennen, dass die Dinge nicht so sind, wie man mir gesagt hat, dass ich sie mir vorstellen soll.

Bisher lebt der MS-Patient nicht sein eigenes Leben, sondern das Leben, das die Eltern ihm vorgegeben und für ihn vorgesehen haben, er lebt immer noch nach ihren Regeln.

6. Beispiel

Laurent, 36 Jahre alt. MS-Diagnose mit 24 Jahren.

Als junger Mann leistet er, damals in Frankreich noch obligatorisch, seinen Militärdienst. Der Ausbilder schikaniert die Rekruten, nach stundenlangem Marsch mit vollem Gepäck (20 Kilogramm im Rucksack) müssen sie oft noch weitere Stunden auf dem Kasernenhof in Reih und Glied strammstehen.

Laurent steht in der ersten Reihe und empfindet eine furchtbare Wut auf diesen Ausbilder, der unmittelbar vor ihm steht und verlangt, dass seinem Befehl Folge geleistet wird.

"Ich wäre ihm am liebsten an die Gurgel gesprungen, musste aber dem Befehl gehorchen. Hinter mir fielen schon einige Soldaten vor Erschöpfung um, ich hörte die Rucksäcke scheppern ... Für mich kam es aber nicht infrage, mich einfach fallen zu lassen, damit es ein Ende hat!"

In diesem großen Stressmoment beginnt seine Multiple Sklerose, die einige Wochen später diagnostiziert wird und es ihm ermöglicht, seinen Militärdienst abzubrechen.

Zur Erinnerung: Dank der Lähmung ist es dem jungen Mann nun unmöglich, dem Befehl des Ausbilders zu gehorchen - obwohl er es ja eigentlich müsste. Weil er bewusst keine Lösung für diese ungeheure Stresssituation hat, findet sein Körper eine biologisch sinnvolle Lösung und ermöglicht ihm damit beides gleichzeitig: diesen Stress nicht länger aushalten zu müssen - und dennoch nicht ungehorsam zu werden.

Indem sich die Myelinscheiden abbauten, konnte der Stress tatsächlich gelöst werden. Die MS dient also seinem Überleben, ist aber gleichzeitig nur die Spitze des Eisbergs.

Der tatsächliche Grund seiner Krankheit - die unbewussten Prägungen - findet sich, wenn man in seine Kindheit und in die Familiengeschichte schaut. Hier wird klar, warum nur er die MS bekam und seine Kameraden wahrscheinlich nicht!

Wir suchten unter seinen Vorfahren denjenigen, der gefallen ist und dabei sein Leben gelassen hat. Meist sind es ja Vorfahren, die im Krieg "gefallen" sind. So war es auch bei diesem jungen Mann. Sein Großonkel war als junger Mann im Ersten Weltkrieg gefallen, er war bei den Aufklärern gewesen, ein traumatischer Verlust für die Familie, er war der einzige Bruder seiner Großmutter gewesen ...

Die Information, die vollkommen unbewusst in ihm wirkte: Wenn man als Soldat fällt, ist man tot. Folglich war es ihm unmöglich, sich in Uniform fallen zu lassen!

Laurent hatte sich bei der Radarabteilung (die moderne Aufklärung) der Armee gemeldet, dort trainierte er fortwährend, mit seiner Ausrüstung möglichst schnell zu verschwinden, um nach dem Einschalten des Radars nicht selbst zur Zielscheibe zu werden.

7. Beispiel

Gertrud löst ihre MS am Tag ihrer Hochzeit aus.

Als Gertrud zum Traualter geführt wurde, wurde ihr klar, dass sie dabei war, den Fehler ihres Lebens zu begehen. Der Mann, den sie geliebt hatte und eigentlich heiraten wollte, hatte in der Woche zuvor eine andere geheiratet. Nachdem er sich von ihr getrennt hatte, hatte sie möglichst schnell auch einen neuen Partner finden und heiraten wollen.

Die Tränen liefen ihr über die Wangen, aber sie ist weiter auf den Altar zugegangen. Auf meine Frage, warum sie denn nicht einfach umgekehrt sei, sagte sie, das habe sie mit der ganzen Familie im Rücken nicht gekonnt.

Ihre Urgroßmutter hatte damals ihre Tochter gezwungen, einen Mann zu heiraten, den sie nicht mehr liebte. "Er war gut für dich, als er noch Geld hatte, also ist er auch jetzt (nach dem finanziellen Verlust) gut genug für dich!" So war es für Gertrud auch unmöglich gewesen, das zu tun, was sie gern getan hätte, nämlich sich umzudrehen und die Kirche zu verlassen. Diese Unfähigkeit hatte ihr logischerweise auch Probleme an den Kreuzbändern eingebracht.

Die meisten MS-Patienten haben einen Konflikt die Blicke betreffend, mit denen man sie anschaut, auch versuchen sie oft, ihre Symptome zu verstecken und finden eine Ausrede, wenn man sie darauf anspricht (Muskelkater ...). Es geht ihnen immer gut.

Sie sehen schon: MS-Patienten sind erfahrungsgemäß sehr vielschichtig zu dekodieren, es kommen sehr viele Themen zusammen, die durchgegangen werden müssen.

Mitentscheidend ist aber, dass der Patient das Vergnügen oder oft auch die Genugtuung erkennen muss, die er durch seine Krankheit erfährt. Sie ermöglicht es ihm z. B., seine Mutter leiden zu sehen ...

MS-Patienten haben sehr oft das Programm, sich an ihren Eltern zu rächen, weil sie es nicht schafften, sich zu wehren, z. B. gegen eine Abschiebung ins Internat. Oder sie wollen sich für einen nicht realisierten Berufswunsch rächen, weil die Eltern ihr Kind nicht für fähig hielten ...

Die MS-Patienten sind auch Meister in der Disziplin, den Therapeuten schlecht aussehen zu lassen, besonders dann, wenn es dem Therapeuten wichtig ist, diesen Patienten zu heilen. Wenn der Patient sich durch die Haltung und Vorgehensweise des Therapeuten gezwungen fühlt, gesund werden zu müssen, wird er sich natürlich dagegen wehren. Jeder Zwang führt ja logischerweise zur weiteren Lähmung.

MS-Patienten sind für viele Therapeuten eine Herausforderung, besonders dann, wenn sie Kenntnis davon haben, dass die MS nicht unheilbar ist.

Nach meiner Ansicht geht es in der Therapie in erster Linie darum - und das gilt auch für die Therapie bei anderen Krankheiten -, dem Patienten seine Wahrheit aufzuzeigen. Die meisten Menschen denken, dass alle so denken, wie sie selbst! Der Patient muss verstehen, wie er tickt, wie er denkt und fühlt, wie er zu seinem Weltbild gekommen ist. Er sollte erkennen, wie und warum er sich selbst krank gemacht hat/machen musste.

Als Therapeut eröffnet man ihm eine Wahl, die er vorher nicht hatte. Man hilft ihm dabei, aber er muss sich selbst seiner Vergangenheit stellen, besonders seiner Kindheit. Und es liegt letztendlich an ihm, ob er auch bereit ist, seine Eltern infrage zu stellen, die Wut zu spüren und diese Blockade zu lösen.

Gerade der MS-Patient sollte zur Selbstbestimmung "erzogen" werden.

Hier möchte ich auch auf Sonja Wierk verweisen, Gründerin der SOWI-Therapie, sie ist 91-jährig verstorben (www.psiram.com: "Die 2016 verstorbene Sonja Wierck war selbst an Multipler Sklerose erkrankt und behauptet, durch ihre Methode wundergeheilt worden zu sein.").

Ihr Buch "Dem Leben wiedergegeben" ist äußerst lesenswert und wunderbar geschrieben (gemeinsam mit Barbara Zaruba). Sie beschreibt, wie sie sich aus ihrer sehr fortgeschrittenen MS herausgearbeitet hat, ja, so kann man das sagen. In ihrem Bett hat sie angefangen, die Selbstbestimmung zu trainieren, die

Selbstbestimmung über ihren Körper. Sie hat wieder angefangen zu gehen - immer selbstbestimmt -, ohne Zwang, auch ohne sich selbst zu zwingen. Irgendwann besuchte sie dann zu Fuß die Neurologiestation, wo sie des Öfteren hospitalisiert war. Die Pflegerinnen waren erstaunt, sie gehen zu sehen, da sagte eine von ihnen: “Dann heben sie doch mal ihre Arme hoch!” Augenblicklich konnte Frau Wierk keinen Schritt mehr machen und musste sich hinsetzen, war das doch ein Befehl gewesen! Sofort musste sie sich wieder lähmen.

Selbstbestimmung ist das Zauberwort!

Bei allen Sklerosen ist (erfahrungsgemäß) auch ein enormes **Sexualverbot** gegeben - wie schon gesagt. Man erlaubt es sich nicht, seine Sexualität auszuleben, man lässt seine Lust nicht zu. Gelähmt “hält man still”, ohne dass man sich anschließend vorzuwerfen hätte, sich nicht gewehrt zu haben oder nicht weggelaufen zu sein.

Die Patientin eines französischen Kollegen, die sich von einer amyotrophischen Lateralsklerose (ALS) geheilt hat: “Man ist andererseits so sehr abgewertet, dass man es für unmöglich hält, dass es noch jemanden gibt, der einen lieben könnte. Man liebt sich auch selbst nicht. So verschließt man sich der Liebe, aus Angst, dass sie nicht echt wäre. Man lässt sich nicht lieben. Als es mir schon sehr schlecht ging und ich nicht mehr laufen konnte, waren Arbeiten nötig, damit ich im Rollstuhl im Haus zurechtkommen konnte. Nach einigen Tagen sagte einer der Handwerker zu mir: ‘Ich weiß, warum Sie krank sind; Sie lassen sich nicht lieben!‘ Da hat es bei mir klick gemacht! Tatsächlich hatte ich meinem Mann schon etliche Male gesagt, er könne mich ruhig verlassen, da ich jetzt nicht mehr interessant sei für ihn, er solle sich nicht gezwungen fühlen, bei mir zu bleiben, nur weil ich krank bin!”

Die Symptome der ALS, die am hartnäckigsten waren, aber dann doch verschwunden sind, waren die Probleme in der Hüftmuskulatur. Das Thema des Hüftgelenks ist die Sexualität.

Multiple Sklerose und Myopathie

Diese beiden Erkrankungen wollen wir hier einmal miteinander vergleichen. Auch die Myopathie schränkt die Bewegungen des Menschen sehr ein, der Rollstuhl ist auch hier im Einsatz.

Wie in meinem Buch "Frei von Schmerzen bei Bewegung und Belastung"[5] bereits erklärt, haben die Muskeln mit der Vergangenheit zu tun, mit Dingen, die man bereits getan hat. Im Gegensatz dazu hat die Multiple Sklerose damit zu tun, dass Bewegungen verhindert werden sollen, die noch gar nicht stattgefunden haben, sie sollen nicht mehr ausführbar sein.

Bei der Myopathie muss praktisch der Muskel zerstört werden, damit die Bewegung nicht weiter stattfinden kann. Die Bewegung muss gestoppt werden. Bei der MS hingegen kommt der Nervenimpuls schon gar nicht mehr zum Muskel, so dass die Bewegung erst gar nicht ausgeführt werden kann. Vorstellungen können nicht mehr in die Tat umgesetzt werden.

Mancher MS-Patient kann es bestätigen: "Alles, was ich mir vorgestellt habe, fällt ins Wasser, all meine Projekte und Zukunftsvisionen sind nicht mehr realisierbar."

Diese sehr interessante Tatsache erklärte uns Dr. Claude Sabbah anhand zweier seiner Patientinnen, nennen wir sie Ingrid (Multiple Sklerose) und Barbara (Myopathie).

[5] *Silberschnur Verlag 2021*

Zur Zeit von Barbaras Zeugung waren ihre Eltern noch nicht verheiratet, der Vater war als Pilot in einer Militärlaufbahn, war dadurch sehr oft unterwegs auf militärischen Manövern und Missionen. Die Mutter wollte ihn mehr bei sich haben und wurde schwanger. Das führte zur Hochzeit und auch zu der Tatsache, dass ihr Mann in einer nahen Kaserne stationiert wurde. Die Bewegungen, die stattfanden - und für unser Gehirn können wir uns nur zu Fuß fortbewegen -, sollten aufhören, nicht mehr stattfinden.

Barbara bekommt also diese Prägung, sie soll praktisch dafür sorgen, dass diese ständigen "Fort-Bewegungen" aufhören.

Zur Zeit von Ingrids Zeugung waren ihre marokkanischen Eltern verheiratet und hatten bereits drei Kinder. Die Mutter erfuhr, dass ihr Mann ständig fremdging, und dachte daran, ihn zu verlassen. Das konnte ihr Mann nicht akzeptieren und schwängerte sie, damit sie ihn nicht verlassen konnte, was für ihn eine große Demütigung bedeutet hätte.

Hier geht es also darum zu verhindern, dass jemand weggeht! Mit dieser Prägung wird Ingrid folgerichtig eine MS kreieren, damit sie nicht mehr (weg-)gehen kann. Es braucht dann in ihrem Leben nur noch die geeignete auslösende Stresssituation.

Ein anderes Beispiel von Myopathie:

Roland, 10 Jahre alt, Myopathie/Muskeldystrophie des Typs Duchenne, die Muskeln des Hüftgürtels waren besonders betroffen.

Die Eltern kommen mit Roland, der seit kurzem auf den Rollstuhl angewiesen war. Ich erkläre den Eltern den Sinn dieser Krankheit, doch nach intensivem Befragen war nichts zu finden ...

Nach dem Termin schrieb mir die Mutter einen langen Brief, den ich hier sinngemäß wiedergebe: "Ich war schon mit Rolands

Vater (Abil, Algerier) zusammen, als ich mir den Traum erfüllt habe, mit meiner Mutter für drei Monate nach Indien zu reisen. Es war ein toller Aufenthalt und ich habe mich dort zu einem Liebesabenteuer hinreißen lassen. Da das für mich weiter keine große Bedeutung hatte, habe ich Abil davon erzählt. Er war unglaublich eifersüchtig und hat mir eine schlimme Szene gemacht. Dann haben wir uns wieder versöhnt und geheiratet - auch damit Abil definitiv in Frankreich bleiben konnte. Nach der Hochzeit habe ich meinen gesamten Jahresurlaub genommen (sechs Wochen) und wir sind nach Algerien geflogen, damit Abil alle Formalitäten regeln konnte, um seine Wehrpflicht in Algerien nicht mehr antreten zu müssen. Nach sechs Wochen bin ich nach Hause geflogen, Abil konnte erst nach sechs Monaten wieder nach Frankreich kommen, er wollte alles vor Ort regeln. In der Zeit begann ich eine Beziehung mit einem anderen Mann. Als Abil nach Hause kam und meist abends als Kellner arbeitete, habe ich diese Beziehung noch eine ganze Zeit lang aufrechterhalten - jedoch immer mit großen Schuldgefühlen. Erst als ich schwanger mit Roland war, habe ich mich dazu durchgerungen, diese außereheliche Beziehung zu beenden. Roland ist aber ganz sicher von meinem Mann gezeugt worden, da ich sonst ganz strikt verhütet habe. Ich fühle mich schuldig an seiner Krankheit und ich konnte von dieser Sache nichts erzählen, als wir bei Ihnen waren. Ich habe noch einmal darüber nachgedacht, aber ich kann das einfach nicht sagen, so wie er schon damals nach dieser Affäre in Indien reagiert hat!"

Ich habe Rolands Mutter daraufhin angerufen. Sie war einverstanden, dass ich mit Roland alleine arbeite und ihm die Geschichte erzähle. Das haben wir auch gemacht, ich habe es ihm so erklärt, dass er es aufnehmen konnte, und ihm auch gesagt, dass er aus diesem Grund seine Muskeln nicht weiter zerstören muss ... Die Mutter hatte es nicht geschafft, diese sexuellen Bewegungen

("Beine breit machen, die Hüften öffnen") zu beenden, also übernahm Roland das Stoppen dieser Bewegungen.

Rolands Mutter rief mich aber dann an, um den nächsten Termin zu streichen, da es nicht funktioniert/doch nichts gebracht hatte. Ich schlug ihr vor, mal alleine zu kommen, damit wir ihre Schuldgefühle bearbeiten, die die Heilung sabotieren können. Sie meinte aber, dazu sei sie noch nicht bereit!

"Primäre" Lateralsklerose

Bei der MS war es die Vertikale. Bei der Lateralsklerose geht es um eine seitliche Bewegung, von links nach rechts oder umgekehrt.

Die Geschichte einer Patientin, **Gabi**, bei der Diagnose 38 Jahre alt.

Bei Gabi war zu Beginn ihrer Erkrankung hauptsächlich das rechte Bein betroffen. Die Beinmuskulatur verkrampfte sich und schmerzte. Im Bett zog das Bein sich in die Beuge, so dass ihr Mann zunächst den Fuß am Bettende festgebunden hat.

Sie ging zum Arzt, dann zum Orthopäden, der meinte, dass das Problem auf ihre bei der Geburt vorhandene Hüftdysplasie zurückzuführen sei. (Gabi war mit zwei luxierten Hüften zur Welt gekommen, das hatte man damals erst gemerkt, als sie nicht laufen lernte, dann kam Gabi in ein Gipsbett ...)

Gabi wurde daraufhin operiert, der Oberschenkelknochen wurde durchgesägt und der Winkel so geändert, dass das Hüftgelenk "besser" positioniert war. Die Beschwerden und Schmerzen waren danach jedoch immer noch da. Der Orthopäde meinte, sie solle endlich mal in die Gänge kommen, die Operation sei doch nun schon acht Wochen her.

Gabi landete dann über Umwege in der Neurologie einer Universitätsklinik. Zehn Tage lang wurden alle möglichen Untersuchungen gemacht. Dann gab es den Termin im Büro des Professors, zur "Urteilsverkündung" wurde sie der Einfachheit halber in einem Rollstuhl gefahren, es war ein weiter Weg über die Krankenhausflure. Gabi konnte noch laufen, es wäre zu Fuß aber sehr beschwerlich für sie gewesen.

Sie saß also vor dem Professor, ihr Mann war auch dabei. Der Professor begann damit, lauter Krankheiten aufzuzählen, die sie **nicht** hatte. "Sie haben keine Multiple Sklerose, Sie haben keinen Hirntumor, Sie haben keine ..." Gabi sagte mir: "Je mehr schlimme Krankheiten er aufzählte, die ich nicht hatte, umso größer wurde bei mir der Stress." Am Ende hieß es: "Sie haben eine primäre Lateralsklerose." ("Primär" heißt wiederum einfach nur, dass man nicht weiß, woher die Erkrankung kommt.) Gabi: "Was ist das denn?!?" "Ganz einfach, Sie werden nie mehr aus diesem Rollstuhl rauskommen und Sie können gehen, zu wem und wohin Sie wollen, es kann Ihnen niemand helfen!"

Daraufhin fing Gabi an zu weinen. Der Professor: "Warum weinen Sie denn, daran sterben Sie ja nicht!" Es war keine Amyotrophe Lateralsklerose. Gabi wurde aus dem Sprechzimmer gefahren. Es war Karfreitag!

Am Ostermontag sehe ich Gabi zum ersten Mal, sie konnte keinen Schritt mehr gehen, die Prognose des Professors hatte sich bereits bewahrheitet!

Wir haben einige Therapiesitzungen gemacht, herausgefunden, warum sie die Krankheit hat ... Doch jedes Mal, wenn Gabi wieder einige Schritte gehen konnte und ihr Mann aufmunternd zu ihr sagte: "Siehst du, es geht wieder!", musste sie sich gleich wieder hinsetzen und konnte nicht mehr gehen. Der Befehl des Professors musste respektiert werden!

Dieses Phänomen ist sehr stark (siehe auch im Kapitel über die Spinale Muskelatrophie), bei Gabi war es so stark, dass all unsere Mühe vergebens war. Gabi sitzt heute immer noch im Rollstuhl, muss inzwischen gefüttert werden und kann fast nicht mehr sprechen.

Hier noch die Hintergründe, die zu ihrer Krankheit geführt haben, zunächst die auslösende Situation: Gabi ist mit ihren Kindern (drei und fünf Jahre alt) auf der Terrasse hinterm Haus. Ihr Mann kommt mit seinem LKW von der Arbeit nach Hause. Er parkt den LKW immer an der anderen Seite der Gasse, die hinter dem Haus (parallel zur Hauptstraße) verläuft. Es ist ein kleiner Weg, nur für Anlieger. Gabis Mann hat sich dort einen kleinen Parkplatz angelegt.

Die Kinder wissen, dass sie erst zu ihrem Vater laufen dürfen, wenn der Motor des LKWs abgestellt ist. Dies war in dem Moment der Fall und die Kinder laufen über den Rasen zu der Tür, die einen Durchgang durch die Hecke ermöglicht. In dem Augenblick, wo sie die Kinder hinter der Hecke nicht mehr im Blick hat, sieht sie einen roten Wagen mit großer Geschwindigkeit von rechts durch die Gasse kommen. Hier haben wir die laterale Bewegung, von rechts nach links in ihrem Blickfeld.

Sie stand wie angewurzelt, konnte nichts machen, noch nicht einmal schreien konnte sie. Ihre Schwester, die diese Situation vom Balkon des Nachbarhauses aus auch beobachtet hatte, schrie!

In ihren Gedanken waren beide Kinder überfahren worden und tot! Aber es stellte sich heraus, dass die Kinder die Straße schon überquert hatten, als der Wagen vorbeisauste. Es war also nichts passiert.

Hier in diesem Moment begann Gabis Erkrankung, war sie doch unfähig gewesen, zu reagieren, einen Schritt zu machen oder zu schreien. Folgerichtig reagiert zunächst das rechte Bein, später versagt dann auch die Fähigkeit zu sprechen.

Es gab ein paar Monate vorher schon eine Stresssituation – wir nennen das auch eine sensibilisierende oder vorbereitende Situation. Die Familie kommt von einem Besuch nach Hause, die Kinder laufen in den Garten, das ältere springt auf die Schiffschaukel und bringt sie in Bewegung, das kleinere läuft auch zur Schaukel und um ein Haar hätte die schwere Schiffschaukel es von der Seite am Kopf getroffen. Gabi hatte es vorausgesehen und geschrien, ihr Mann – schneller als sie – springt hin und schnappt sich den kleinen Sohn und bringt ihn im letzten Moment in Sicherheit.

Die vorherigen Prägungen während der Schwangerschaft: Gabi ist das dritte Kind. Als die Mutter mit ihr schwanger war, waren die älteren Brüder zwei und drei Jahre alt. Die Eltern bauten ihr Haus an einer viel befahrenen und "gefährlichen" Straße und die Mutter hatte ständig Angst, dass die Kinder dort überfahren würden, wenn sie auf der Baustelle zugange waren.

Hier machen wir eine Klammer auf: Die Mütter, die in großer Angst um ihre Kinder leben, müssen sich fragen, warum sie ihre Kinder gern los wären. Sie "träumen" ständig davon, dass ihren Kindern etwas Schlimmes zustößt. Sie müssen ihren Wunsch, die Kinder loszuwerden, den sie sich nicht erlauben zu denken, in eine Angst einpacken, dann haben sie das Gefühl, eine gute Mutter zu sein und ihr Kind zu lieben.

Gabis Mutter ist mit 19 Jahren ungewollt schwanger geworden, musste dadurch heiraten, gleich danach kommt das zweite Kind – auch nicht gewollt. Ihre Jugend war dahin, das Ausgehen war vorbei. Sie war sehr eifersüchtig und hatte Angst, dass ihr Mann, der natürlich weiter ausgehen konnte, fremdging. Dies hat dann zu ihrer Hüftdysplasie geführt und auch zu der Tatsache, dass Gabis Mann sie bei den ersten Symptomen ihrer Krankheit an das Ehebett fesselte.

Es gab also bei Gabis Mutter einen unterdrückten Wunsch, keine Kinder zu haben. Früher sagte sie mehrfach zu Gabi: "Wenn du schlau bist, dann schaffst du dir keine Kinder an!" Ja, wenn Gabi keine Kinder gehabt hätte, wäre ihre Krankheit auch nicht entstanden - dazu kommen wir später noch.

Gabis Mutter warnte ihre Tochter mehrfach, dass sie auf keinen Fall schwanger nach Hause kommen solle (wie sie selbst). Sie klärt ihre Tochter aber nicht auf, wie man eigentlich schwanger wird. Auf einem Dorffest interessiert sich ein junger Mann für sie, sie trinken etwas zusammen und dann fragt der Mann, ob sie nicht eine Runde mit ihm spazieren fahren wolle. Sie bejaht und beide fahren in den Wald. Er küsst sie ... und dann steigt er über die Mittelkonsole (das war früher noch möglich) auf die Beifahrerseite, legt sich auf sie und küsst sie wieder. Sie bekommt Panik, schreit und wehrt sich. Der junge Mann lässt sofort von ihr ab und fährt sie nach Hause. Dort angekommen, sichtlich total durch den Wind, fragt die Mutter sie, was los sei. Sie erzählt, dass sie mit einem jungen Mann in den Wald gefahren sei und dass der sich dann auf sie gelegt habe ...

Die Mutter vereinbart einen Termin beim Gynäkologen für ihre Tochter, damit er sie untersucht, um festzustellen, ob sie nicht etwa schwanger ist. Sie begleitet ihre Tochter zum Gynäkologen, der dann erstaunt ausruft: "Ich weiß nicht, was sie wollen, ihre Tochter ist doch noch Jungfrau!"

Also auch hier haben wir ein Sexualverbot, in ihrer Prägung finden wir es wieder, sollte doch der Vater nicht fremdgehen, von zu Hause weggehen und dann außer Haus Sex haben.

Bei Gabi gab es unglaublich viel Wut auf ihre Mutter aus verschiedenen Gründen:

- Gabi wird ungewollt gezeugt, die Mutter hörte nicht auf, Kinder zu zeugen, die sie nicht wollte.

- Gabi hatte es in der Schule nicht einfach. Am Ende der sechs Jahre Grundschule hatte sie es gerade so geschafft. In der Sekundarschule ist dann das erste Jahr für alle gleich, bevor man sich entscheiden muss, ob man ein A-Abitur macht, ein B-Abitur oder lieber eine technische Laufbahn einschlägt. Gabi musste dann das sechste Grundschuljahr, das sie vorher bestanden hatte, wiederholen, da man (auch die Mutter) sie nicht für fähig hielt, das erste Sekundarjahr zu bestehen!
- Sie musste als Jugendliche der Mutter im Haushalt und beim Putzen helfen. Sie hasste die Hausarbeit, besonders das Putzen.
- Sie musste in ein fremdsprachiges Internat, was sie absolut nicht wollte. Immer hat sie geweint, wenn sie ins Internat zurück musste, doch das hat niemanden gestört.
- Als Gabi krank war und nicht mehr alleine essen konnte, sollte die Mutter sie ein Mal pro Woche abends füttern, sie wohnt im Nachbarhaus. Nachdem sie das zwei Abende gemacht hatte, konnte sie es nicht mehr und sagte zu ihrer Tochter: "Warum tust du mir das an?"

Mehrfach hatte sich eine Besserung eingestellt, z. B. nachdem wir nach den Vergnügen geschaut haben, die Gabi mit ihrer Krankheit verband:

Das Vergnügen sich zu rächen, nun müssen alle um sie herum sich um sie kümmern, sie muss bedient werden.

Das Vergnügen, nie mehr putzen zu müssen, nie mehr etwas machen zu müssen, wozu sie keine Lust hat, einfach weil sie nicht mehr kann. Eigentlich hätte sie deswegen die Champagnerkorken knallen lassen müssen, als der Professor ihr das versprochen hatte. Das hört sich vielleicht eigenartig an, aber Gabi hat mir beigepflichtet.

Das Vergnügen, im Rollstuhl gefahren zu werden, während die anderen Menschen laufen müssen. Gabi erzählte mir, dass sie mit den Kindern in einem Vergnügungspark waren, sie wurde von ihrem Mann im Rollstuhl geschoben. Vor den Fahrgeschäften und Attraktionen standen die Leute Schlange, da hat sie sich ganz bewusst im Rollstuhl wohlgefühlt und gedacht, wie anstrengend es doch ist, den ganzen Tag auf den Beinen zu sein.

Nur wenn Gabi auch sehen und fühlen kann, wie toll es ist, im Rollstuhl zu sitzen, kann sie auch bewusst diese Vorteile und Vergnügen lassen und bewusst das Vergnügen, sich wieder bewegen zu können, wählen.

Eine Besserung war auch eingetreten, nachdem wir ihren folgenden Gedanken nachgegangen sind: Wenn die Kinder nicht da gewesen wären, säße ich nicht im Rollstuhl. Sie hatte die Prägung von ihrer Mutter (und wahrscheinlich auch von ihrem Vater) mitbekommen: Kinder sorgen dafür, dass man nicht mehr frei ist, dass man nicht mehr machen kann, was man will und was einem Spaß macht.

Sie meinte dann, dass die Kinder dafür bestraft werden müssten. Wie denn? “Ich würde sie zunächst auf einem Stuhl festbinden und ihnen dann den Mund zukleben! Und das mehrere Tage lang, damit sie spüren, wie es mir mit meiner Krankheit geht.”

Das war aber noch nicht genug, in ihrer Vorstellung konnte sie auch ihre Kinder umbringen, um wieder frei zu sein ...

Dann konnte sie aber auch fühlen, dass sie ihre Kinder doch liebt.

Es war sehr schwierig, mit Gabi zu arbeiten. Wie schon gesagt, konnte sie nicht aus ihrem Diagnoseschock herauskommen, um definitiv ihre Krankheit abzulegen.

Ein anderes Problem war, dass sie darauf wartete, gesund zu sein, um es glauben zu können. So herum funktioniert das aber leider nicht. Zuerst braucht es die Gewissheit, dass die Krankheit keinen Sinn mehr macht, dass es keinen Grund mehr gibt, sie zu behalten, dann verschwindet sie so, wie sie gekommen ist!

Amyotrophe Lateralsklerose

Ich habe noch nie die Gelegenheit gehabt, mit einem Betroffenen an seiner Amyotrophen Lateralsklerose (ALS) zu arbeiten.

Hier haben wir auch die Muskeln mit im Spiel, zu dem neurologischen Abbau beobachtet man ebenfalls einen Muskelschwund. Im Schnitt ist die Krankheit nach drei bis fünf Jahren tödlich.

Ich würde als Hypothese aufstellen, dass der Auslöser dieser Krankheit eine Situation ist, in der man feststellt, dass man etwas gemacht hat, das so schlimm war, dass man die Todesstrafe verdient hat. Die Muskeln haben mit dem zu tun, was man bereits gemacht hat, also mit der Vergangenheit.

Ein Bekannter ist an ALS gestorben, diese Krankheit ist gleichzeitig bei einem seiner Arbeitskollegen auch diagnostiziert worden. Ich weiß nicht, was der wahrscheinlich gemeinsame Auslöser gewesen sein kann. Ich weiß nur, dass der Bekannte einige Jahre vorher mit seinem Auto seine alte Mutter beim Zurücksetzen auf dem Hof ziemlich schlimm angefahren hat. Vielleicht gab es in der Familie und/oder auf der Arbeit (Arbeit als Monteur) eine Begebenheit, die thematisch dazu passt.

Es wäre natürlich auch die Familiengeschichte anzuschauen, vielleicht trägt derjenige auch noch eine Schuld, die nicht wirklich seine eigene ist, sondern im Familiengepäck überliefert wurde. Da wäre dann eine emotionale Arbeit nötig bezüglich der dramatischen Erlebnisse des betroffenen Vorfahren.

Es könnte auch sein, dass man etwas gehorsam gemacht hat und man doch besser nicht gehorcht hätte, da beim Nervensystem auch immer eine Unterordnung oder im Gegensatz dazu eine Autorität eine Rolle spielt.

Charcot-Marie-Tooth

Hier handelt es sich um eine frontale Bewegung (vor und zurück oder umgekehrt). Es kommt etwas von vorne oder von hinten auf mich zu, ich kann nicht ausweichen oder fliehen, bin wie gelähmt.

Vor vielen Jahren hatte ich eine Patientin, etwa 40 Jahre alt. Ich kann mich nicht mehr an ihren Namen erinnern, so kann ich ihre Patientenakte leider nicht mehr finden.

Ich erinnere mich noch sehr vage, nicht mehr an den Auslöser ihrer Krankheit, jedoch an eine Stresssituation, die ganz typisch war und auf die wir in der Therapie besonders eingegangen sind: Als junges Mädchen (ab dem Alter von 14 Jahren) arbeitete sie während der Schulferien immer als Verkäuferin in der Bäckerei ihres Onkels. Sie wollte sich gern das Geld verdienen, hatte aber jedes Mal einen Riesenstress, wenn der Onkel sie in den Lagerraum schickte, um eine neue Ladung Brote zu holen. Wenn dann kein Kunde im Laden war, folgte er ihr. Im Lagerraum gab es nur einen sehr schmalen mittigen Durchgang zwischen den großen Brotregalen. Wenn sie in dem Gang war, war sie ihm ausgeliefert, er betatschte sie, ihre Brüste usw. Er kam geradewegs auf sie zu, von hinten oder von vorn, und sie konnte nicht ausweichen. Sie konnte aber auch nicht nein sagen, wenn sie in den Lagerraum geschickt wurde. Sie musste quasi gehorchen. Zu Hause erzählen konnte sie das auch nicht.

Bei Charcot-Marie-Tooth bzw. bei dieser Patientin war es so, dass sie besonders die Muskulatur des Hüftgürtels nicht mehr unter Kontrolle hatte, so dass sie ständig das Gleichgewicht seitlich verlor, ihr Gang sah aus wie der eines Betrunkenen, der zur Seite torkelt und sich dann wieder fängt.

Sie wich also praktisch ständig seitlich aus, was in dem Lagerraum wegen des engen Ganges nicht möglich gewesen war.

Auslöser war wahrscheinlich wieder eine Situation, in der sie nicht ausweichen konnte, wo etwas auf sie zukam.

Ihr bewusster Stress war der, dass andere Leute denken könnten, sie sei betrunken, dieser Spur von Alkohol sind wir auch in der Familie nachgegangen, ich kann mich aber leider nicht mehr genau erinnern.

Zentrales Halsmarksyndrom[6]

Pierre, 61 Jahre alt. Diagnose mit 48 Jahren.

In dem Fall des einzigen Patienten, mit dem ich wegen dieser Erkrankung gearbeitet habe, ging es um eine “schräge” Bewegung.

Das Krankheitsbild, zumindest Pierres Symptome: Lähmung aller motorischen Funktionen mit Ausnahme der Sprache und des Ganges. Das heißt, dass der Patient nichts mehr machen konnte außer sprechen und gehen. Das war sehr eigenartig, der Mann ging langsam, wie ein Roboter oder auch wie ein “Zombie”, wenn man ihn aufrichtete. Er konnte nicht selbst aufstehen oder die fünf Zentimeter hohe Stufe an der Haustür gehen, da mussten

[6] *so war die damalige Bezeichnung*

wir ihn zu zweit hochheben, einmal oben ging er wieder ganz langsam und kerzengerade weiter. Er musste darauf achten, dass der Kopf nicht nach vorne fiel, er hätte ihn nicht mehr aufrichten können. Seine Arme konnte er überhaupt nicht mehr bewegen.

Zum ersten Termin ist Pierre (mit seiner Frau) 75 Minuten zu spät gekommen. Der Termin war um 11:00 Uhr, die Ankunft war 12:15 Uhr. Wenn so etwas passiert, hat es ganz sicher seine Bedeutung, besonders da ich damals jedem neuen Patienten eine Wegbeschreibung per Post geschickt habe. Also frage ich sofort, weshalb sie denn mit solch großer Verspätung kommen. Und die Frau erzählt, wie die Anfahrt war:

"Wir sind um 9 Uhr von zu Hause losgefahren, normalerweise brauchen wir maximal eine Stunde zu Ihnen, wir wollten aber ganz sicher pünktlich sein. Als wir auf der Autobahn die Abfahrt Richtung Verviers, Malmedy und Sankt Vith nehmen sollten, hat mein Mann das nicht gewollt. Er meinte, dass das die falsche Abfahrt sei. Da wir noch viel Zeit hatten, bin ich weiter Richtung Aachen gefahren, in dem Gedanken, dass ihm schon klar sein wird, dass wir falsch unterwegs sind, wenn wir über die deutsche Grenze fahren. Und tatsächlich, einmal in Deutschland musste er zugeben, dass wir am besten umkehren. Als wir dann wieder an die Ausfahrt nach Verviers kamen, hat er wiederum absolut nicht zugelassen, dass ich diese Abfahrt nehme! Ich bin nicht abgefahren und wir haben abgemacht, dass wir zurück nach Hause fahren und von da aus der Wegbeschreibung folgen, die Sie uns geschickt hatten, die aber die ganze Zeit schon auf seinem Schoß lag.

Er war einverstanden und als er zum dritten Mal absolut nicht wollte, dass ich nach Verviers abfahre, habe ich mich durchgesetzt und bin abgefahren, dann gab es kein Problem mehr für den Rest der Fahrt."

Interessant, dass er nicht (schräg) abfahren wollte, und noch interessanter ist, dass sie ihm folgt, auch wenn er sich neben ihr nicht bewegen kann und sie ganz sicher ist, dass sie abfahren muss.

Da wir nicht mehr viel Zeit hatten und er auch nicht imstande war, den Fragebogen in Vorbereitung auf den Termin auszufüllen, fragte ich ihn, was denn für ihn das schlimmste Ereignis oder Erlebnis in seinem bisherigen Leben war. Darauf antwortete er: "Das war der Unfalltod meines Bruders, elf Tage vor unserer Hochzeit. Er war 32 Jahre alt, hatte vier Kinder. Er ist bei Dunkelgelb noch über die Ampel gefahren, hat sich erschrocken, als plötzlich Autos von der Seite auf ihn zukamen, ist ausgewichen und schräg auf eine Mauer geprallt. Er war sofort tot, da er in seinem kleinen Lieferwagen Metallstangen transportierte, die dann durch den Aufprall nach vorne geschleudert wurden und ihn durchbohrt haben. Die Beerdigung war ganz schrecklich, wir haben dann doch geheiratet, es war aber kein wirkliches Fest."

Pierre war das siebte von zehn Kindern seiner Eltern. Sein ältester Bruder hat Parkinson, die Schwester Nr. 4 ist im Alter von 13 Monaten am Küchentisch im Babystühlchen erstickt! (Wir wissen ja, dass es in der Geschwisterreihenfolge einen Dreier-Rhythmus gibt, so sind die Kinder 1, 4 und 7 sich sehr nahe, siehe Kapitel "Hilfe zur Selbsthilfe".)

Als Pierre ganz klein war - er konnte noch nicht laufen und auch noch nicht sprechen -, hatte er zwei Mal eine Art Anfall gehabt, bei dem er wie tot in den Armen seiner Mutter gelegen hat. In dem Fall hängen die Arme und Beine schlaff herunter, die Mutter hält das Kind auf dem Arm, der Kopf liegt im Ellenbogen und der Rücken ist gehalten. Beide Male ist er wieder zu sich gekommen, und nach einer Herzoperation, nachdem man festgestellt hatte, dass es am Herzen lag, ist das nicht mehr vorgekommen.

Hier erinnere ich daran, dass das tote Kind immer das liebste Kind ist. Wenn also ein Geschwisterchen von den Eltern auch geliebt werden möchte, muss es ebenfalls tot sein, sich tot stellen oder zumindest zeigen, dass es auch sterben könnte. Pierre sah bei diesen "Anfällen" wie tot aus, die Mutter hatte sicher einen Riesenstress, aber er kam immer wieder zu sich - im Gegensatz zu seiner Schwester, die nicht mehr zu sich gekommen ist. Er macht somit gleichzeitig seiner Mutter die Riesenfreude, doch nicht tot zu sein (siehe auch im Kapitel über Epilepsie).

Von einem Kind wird in dem Alter nicht erwartet, dass es läuft oder spricht! Der Stress der Mutter kam durch seine schlaffe Bewegungslosigkeit, sie hatte ihn im Arm gehalten wie die Schwester! Genauso stellt sich nun die Lähmung dar: Alles, wozu das Baby imstande war, war nun beim erwachsenen Pierre gelähmt. Die Mutter hatte damals nicht den Stress, dass er nicht mehr laufen konnte oder nicht mehr gesprochen hat. Daher sind diese Funktionen bei Pierre noch erhalten.

Ich merke gerade, dass das gar nicht so leicht mit Worten zu erklären ist.

Das Baby spürt die Freude und Erleichterung der Mutter, wenn es wieder zu Bewusstsein kommt. Es spürt, dass es der Mutter (doch) auch wichtig ist.

Bei Pierre gab es auch Vorgeschichten: Als er zwölf war, kommt er mit dem Fahrrad von der Straße ab, fährt schräg gegen die Bordsteinkante des Bürgersteigs, stürzt und bleibt bewusstlos liegen. Er kommt erst wieder bei der Nachbarin auf dem Sofa zu sich - doch nicht tot!

Als er 24 war, verunglückt sein Bruder tödlich.

Als er 36 war, ist er von der eisglatten Straße abgekommen und fährt (schräg) eine Böschung hinab, bleibt aber unverletzt.

Als er 48 ist, beginnt seine Krankheit. Wir haben nach einem Auslöser gesucht, und ich denke es war damals die Tatsache, dass er die Arbeit gewechselt hat und nun als Gemeindearbeiter die Gräber sauber halten musste, dann auch die Friedhofsmauer restauriert hat. Über Wochen hat er immer schräg vor der Mauer gestanden und genau hinter der Mauer war sein Bruder beerdigt worden.

Pierre wird während des Zweiten Weltkrieges gezeugt, in der Nähe von Lille (Nordfrankreich), es war die Zeit der deutschen Besatzung. Die Familie hörte verbotenerweise den englischen Sender. Sie hätten dabei erwischt werden können, einmal während der Schwangerschaft sind deutsche Soldaten gekommen und haben das Haus nach Waffen durchsucht. Ein Onkel (Bruder seiner Mutter) hatte sich im Keller versteckt, da er nicht als Zwangssoldat mit der deutschen Armee in den Krieg ziehen wollte. Er flüchtete durch den Garten, sprang (schräg) über die Mauer auf das Grundstück des Nachbarn. Der Onkel und der Nachbar wurden deportiert und sind nie mehr nach Hause gekommen.

In der dritten Therapiesitzung sprach Pierre noch Folgendes an: Bei Eröffnung der Diagnose sagte der Neurologe ihm, dass das unheilbar und immer weiter fortschreitend sei. Er war 48 Jahre alt und hat sich dann vorgenommen, mit seiner Krankheit doch so weit wie möglich zu gehen/kommen (frz. "je vais aller le plus loin possible"). Er hat sich immer wieder neue Ziele gesteckt: bis zur Silberhochzeit, bis ich 50 bin, bis zum Jahr 2000, bis die Kinder das Studium beendet haben ...

Er hatte sich mit seiner Krankheit abgefunden, dann hörte er etwas vom Biologischen Dekodieren - in Belgien und Frankreich ist diese Therapiemethode sehr bekannt, obwohl sie von offizieller Seite natürlich vehement bekämpft und verunglimpft wird. Er ging zu einem Vortrag von Dr. Sabbah, bei diesen Vorträgen waren sehr viele Leute (500-600, ja einmal sogar 1100 Zuhörer). Dort hörte er, dass es auch möglich ist, gesund zu werden, wenn man eine “unheilbare” Krankheit hat. Sofort hat er gedacht: “Und wenn ich dann nicht fähig bin, das zu tun, was es braucht, um gesund zu werden!?”

Ich erklärte ihm, dass man nicht unbedingt etwas “tun” muss und dass es darum geht, die Dramen zu fühlen, um sich davon zu befreien, damit die Krankheit keinen Sinn mehr hat. Wir vereinbarten aber noch einen Termin, um daran zu arbeiten, wenn noch nötig.

Am Tag nach dieser Sitzung rief mich seine Frau an, um diesen Termin abzusagen. Pierre hatte in der Nacht einen “Zitteranfall” gehabt, sie hatte Angst um ihn gehabt und so etwas wollte sie nicht noch mal mitmachen müssen. Ich erklärte ihr ausführlich, dass das ein äußerst positives Zeichen sei, ja eine Heilungskrise - so etwas komme vor. Ich bat sie, mir Pierre ans Telefon zu geben, damit ich ihm das auch erklären und ihn beruhigen und beglückwünschen könne. Sie hat es nicht gewollt, sie hat mich nicht mit ihm reden lassen! So habe ich Pierre nie mehr gesehen - war er doch auf seine Frau angewiesen.

In dem Fall, in dem jemand im Rollstuhl sitzt oder auch so gelähmt ist wie Pierre, muss man die Geschichte des Partners oder der Partnerin ebenfalls anschauen, es ist absolut kein Zufall, wenn man jemanden heiratet, der dann im Rollstuhl landet oder eine sonstige schwere Krankheit hat - auch wenn diese Krankheit noch nicht vorhanden war, als man sich kennengelernt hat. Wenn das Bedürfnis, einen behinderten Partner zu haben, sehr groß ist, kann die Heilung des Partners sabotiert werden, denn wenn der Partner gesund würde, passte er nicht mehr zu den eigenen Prägungen und notwendigen Programmen.

Pierre ist schon vor sehr langer Zeit zu mir in die Praxis gekommen, später habe ich dieses Phänomen noch zwei Mal beobachtet und inzwischen bin ich hier auf der Hut.

Spinale Muskelatrophie

Es handelt sich um eine erbliche (also genetisch bedingte) degenerative Erkrankung der motorischen Nervenbahnen. In den meisten Fällen sterben die Kinder sehr früh, in der Regel vor Vollendung des zweiten Lebensjahres. Letztendlich ersticken sie, da im fortgeschrittenen Stadium auch die Atemmuskulatur nicht mehr innerviert wird. Es ist meiner Meinung nach eine der schlimmsten Erkrankungen, die es gibt, natürlich ist sie auch als unheilbar eingestuft.

Im Jahr 2001 kommt ein Ehepaar mit der 4 Monate alten **Pia** mit dieser Diagnose in die Praxis. Sie war schon in einem sehr schlechten Zustand, Arme und Beine waren bereits komplett gelähmt, die Lunge musste täglich abgeklopft werden, es wurde ihr geholfen, den Schleim abzuhusten.

Sehr schnell war klar, welche Prägung hinter dieser Erkrankung steckte, es war unmöglich zu übersehen: Die Eltern waren vor der Zeugung des Mädchens karitativ in Afrika unterwegs gewesen, nur knapp waren sie einem Attentat entgangen. Sie hätten also getötet werden können, das war auf jeden Fall das Ansinnen der Attentäter gewesen. Aber Gott sei Dank war es unmöglich gewesen, sie zu töten. Diesem Umstand verdankte das Kind seine Existenz, es war also für das Mädchen unbewusst sehr wichtig, dass dieses Vorhaben gescheitert ist, da es sonst nicht auf der Welt hätte sein können. Seine Existenz hing davon ab.

Als die Eltern dann nach Frankreich zurückgekommen waren, ergab es sich, dass die Mutter einmal mehr *sehr* wütend auf ihre eigene Mutter war – ich weiß jetzt nicht mehr, welchen Grund es dafür gab. Während der Schwangerschaft war die Mutter so wütend, sie hätte ihre Mutter am liebsten umgebracht, war aber nicht fähig dazu. "Selbst im Traum schaffte ich es nicht, sie umbringen, was mich nur noch mehr frustrierte und wütender machte." Das Kind wird also geprägt durch dieses schreckliche Gefühl der Unfähigkeit, das auszuführen, was die Mutter so gerne getan hätte: die eigene Mutter ermorden. Das Kind "übernimmt" diese Unfähigkeit und drückt dies körperlich aus, man darf nicht fähig sein zu morden, das war ja ohnehin überhaupt die Bedingung ihrer Existenz! Wenn man wütend wird und fähig wäre, seine Kraft (die Muskeln) zu nutzen, würde man töten. (Die Bedingungen, die erfüllt sein mussten, damit wir gezeugt werden konnten, respektieren wir unbewusst auf jeden Fall, ausführlich wird das in meinem Buch "Frei von Hyperaktivität, Verhaltensstörungen und schulischen Blockaden"[7] erklärt.)

Dann wird dem Kind erklärt, dass es aus diesen besagten Gründen nicht mehr weiter sein Nervensystem abbauen muss, dass es nicht mit seinem Körper dem Gefühl der Mutter folgen muss. Dass es nun die Bewegungen ausführen kann, die es ausführen möchte, auch wenn die Mutter ihr Ansinnen nicht in die Tat umsetzen konnte. Das Kind versteht das natürlich nicht, aber darum geht es auch nicht. Es muss nur ausgesprochen werden, dadurch werden diese Prägungen gelöscht.

Den Eltern waren die Gründe nun klar, jetzt mussten sie nur noch davon überzeugt sein, dass ihr Kind gesund wird. Eine Dreiviertelstunde habe ich den beiden Heilungsgeschichten von anderen Patienten erzählt, die sich auch von unheilbaren Krankheiten befreit hatten. Dann hatte ich das Gefühl, dass den Eltern nun ganz und gar klar ist, dass ihr Kind gesund wird. Man kann Prägungen bewusst löschen und sogar genetisch bedingte Krankheiten zum Verschwinden bringen.

Da die Eltern mit dem Baby von weit her zu mir gereist waren, habe ich ihnen noch den Namen und die Adresse eines Arztes

[7] *Silberschnur Verlag 2019*

gegeben, der auch in Frankreich dekodiert, für den Fall, dass sie noch Unterstützung brauchten.

Drei Wochen später sah ich zufällig diesen Arzt bei einem Seminar in Südfrankreich. Er ist geradewegs auf mich zugesteuert und hat mir gesagt, dass das Kind gesund sei, innerhalb von ein paar Tagen konnte Pia sich wieder normal bewegen und hatte auch keine Mühe mehr mit der Atmung.

Das freute mich sehr. Doch einen Monat später rief mich der Vater wieder an und fragte, ob sie noch einmal dringend einen Termin haben könnten. Dann kamen sie, das Kind war in der Klinik, es ging ihm gar nicht gut.

Die Eltern schilderten mir den Zustand der Kleinen. Mit keinem Wort erwähnten sie die Tatsache, dass das Kind gesund gewesen war! Natürlich sprach ich sie darauf an. Der Vater bestätigte, dass die Kleine einen Monat lang gesund gewesen war. Ich fragte, was denn dann passiert sei, was denn dazu geführt habe, dass sie wieder "zurückgefallen" sei.

Der Vater: "Wir hatten noch einen Termin beim Professor für Neurologie in der Universitätsklinik." "Weshalb sind Sie denn da hin?!" "Wir wollten ihm unser gesundes Kind zeigen! Der Professor hat sich furchtbar aufgeregt, er hat uns angeschrien und fertiggemacht. Mit beiden Fäusten hat er auf seinen Schreibtisch gehauen und (sinngemäß) gesagt: 'Akzeptieren Sie, dass Ihr Kind stirbt! Es hat noch nie ein Kind gegeben, das diese Krankheit überlebt hat! Wenn jemand etwas anderes sagt, dann ist er ein Scharlatan! Sie träumen wohl! Kommen Sie wieder mit den Füßen auf den Boden! Auch wenn es jetzt eine kleine Remission gegeben hat, das ändert nichts daran: Ihr Kind wird STERBEN!' An dem Tag haben wir den Tod unseres Kindes wieder in Betracht ziehen müssen!"

Hätte der Professor sich nicht dafür interessieren sollen, wie es sein kann, dass dieses Kind vor seinen Augen quietschfidel auf dem Schoß seiner Mutter herumhopst!? Er kann sich nicht in der

Diagnose geirrt haben, schließlich war der Gendefekt bewiesen und dokumentiert worden - ausgeschlossen! Es würde dem Professor den Boden unter den Füßen wegziehen, seine Welt bräche zusammen, wenn das stimmte, was er da gesehen hat!

Ganz schlimm! Das Kind ist 3-4 Monate später gestorben, nur weil es dem Professor gar nicht gepasst hätte, wenn das Kind gesund geblieben wäre.

Der Einfluss der Worte des Professors war so stark, dass es nicht mehr zu korrigieren war. Die Eltern konnten nicht mehr kehrtmachen.

Morbus Parkinson

Auch hierzu findet man überall in Literatur und Internetquellen, dass die Ursachen "nicht hinlänglich geklärt" seien. Bei der Parkinson-Krankheit wird weniger Dopamin produziert. Sofort müssen wir uns dann die Frage stellen, wozu das Dopamin gebraucht wird bzw. welche Funktion es erfüllt. Wir wollen, wie immer, ganz logisch die Veränderung im Körper verstehen.

Dopamin ist ein Neurotransmitter (Botenstoff), der im zentralen Nervensystem (Gehirn) vereinfacht gesagt dafür sorgt, dass die Ideen auch in die Tat umgesetzt werden, dass einem Impuls auch koordinierte Taten/Handlungen folgen.

Also die nächste Frage: Was muss ein Mensch unter Stress erlebt haben, damit die Lösung (oder der Versuch einer körperlichen Lösung) darin besteht, weniger Dopamin auszuschütten?

Logische Antwort: Dieser Mensch hat eine Idee oder einen Impuls gehabt, den er in die Tat umgesetzt hat (mithilfe von Dopamin), und es stellt sich aber später heraus, dass es ein Fehler war. Das Problem ist dann, dass es nicht mehr rückgängig zu machen ist.

Man hat eine Idee umgesetzt, einem Impuls nachgegeben und dementsprechend gehandelt, aber im Nachhinein stellt man fest, dass es nicht gut war, dass es absolut nicht gut war, nach dieser Idee zu handeln. Die Lösung besteht darin, solch ein promptes Umsetzen einer Idee in Zukunft zu verhindern.

Es ist besonders schwer für den an Parkinson erkrankten Menschen, den ersten Schritt zu machen, Bewegungen in Gang zu setzen, also die Idee in die Tat umzusetzen, einfach loszugehen oder loszulegen.

Zunächst einige Beispiele von auslösenden Stresssituationen:

Horst, 61 Jahre.

Horst hat als hauptsächliches Symptom das Zittern der rechten Hand. Ich stelle ihm die Frage, wobei ihn das Zittern am meisten stört. "Ich kann nicht mehr schreiben, das ist das Schlimmste!"

Ich erkläre ihm, dass er wohl etwas geschrieben oder unterschrieben haben müsse, was er nicht hätte unterschreiben sollen, doch nun sei es zu spät, das Ganze sei wohl nicht mehr rückgängig zu machen. Sofort versteht er, denn nachdem keines seiner Kinder seine große Firma übernehmen und weiterführen wollte, hatte er sich entschlossen, sie zu verkaufen. Der Preis war in Ordnung, der Firmenname sollte erhalten bleiben, was dem neuen Besitzer natürlich sehr recht war, denn die Firma besaß ein sehr gutes Renommee, und Horst hatte sich vorbehalten, an der monatlichen "Verwaltungssitzung" teilnehmen zu können, um sein Unternehmen nicht ganz aus den Augen zu verlieren. Bei der zweiten Sitzung werden Neuerungen und Veränderungen in "seiner" Firma beschlossen, die absolut nicht in seinem Sinne sind. Da hat es ihm leidgetan, dass er diesem Mann die Firma verkauft hat. Er hätte diesen Vertrag nicht unterschreiben sollen! Es war aber nicht mehr zu ändern, nicht mehr rückgängig zu machen.

Sebastian, 42 Jahre.

Sebastian war noch jung und sein Parkinson war schon ziemlich ausgeprägt.

Er hatte die Nase voll gehabt von seinem Job, er war in einer sehr speziellen Branche tätig, die ich hier nicht nennen kann, da man ihn vielleicht erkennen könnte. Er verspürte einen unglaublichen Druck. Irgendwann hat er die Idee, er entscheidet sich, seine sichere Arbeitsstelle zu kündigen und ins Ausland zu wechseln. Haus verkauft, umgezogen, Haus gekauft ... Dort in einem anderen Sektor der Privatwirtschaft angekommen, stellt er nach kurzer Zeit fest, dass er praktisch vom Regen in die Traufe gekommen ist!

Dabei hatte er gedacht, dass es dort ruhiger zugehen würde. Zu spät!

Das Verhaltensmuster, das hinter dem Parkinson steht, beim noch gesunden Menschen: etwas tun und es anschließend wieder rückgängig machen. Dies findet man auch schon in der Familiengeschichte. Solange man es immer wieder rückgängig machen kann, ist man nicht krank!

Die Prägungen während der Schwangerschaft stellen die Weichen für die späteren Erkrankungen. Es ist zu überprüfen, ob die Schwangerschaft nicht bereits ungewollt war und es in dem Moment schon nicht wieder rückgängig gemacht werden konnte. Eine Abtreibung war aus verschiedenen Gründen nicht möglich gewesen. Oder vielleicht hätte bereits ein Elternteil die Idee zu heiraten besser nicht in die Tat umgesetzt. Das konnte in früheren Zeiten auch kaum rückgängig gemacht werden.

Bei der MS haben wir gesehen, dass sie in einem bestimmten Stressmoment ausgelöst wird und aber gleichzeitig den tieferen Sinn verfolgt, nicht mehr fallen zu können.

Beim Parkinson haben wir nun auch den auslösenden Stress besprochen, es gibt zusätzlich ebenfalls einen tieferen Sinn oder ein wichtiges Ziel, das mit diesen Symptomen verfolgt wird:

- Bei Morbus Parkinson geht es um das meist unbewusste Bestreben, seine Ruhe zu haben, nicht mehr "spuren" zu müssen/können!
- Es ist wichtig, keine Gefühle zu zeigen! Die Mimik verrät nichts.

Die frühkindlichen Prägungen sind den Prägungen bei der MS sehr ähnlich. Der Gehorsam ist wichtig, es war ständig Druck vorhanden und es musste vor allen Dingen sofort "gespurt" werden. Immer war etwas zu tun und Ruhe gab es nicht. Ich mag es nicht verallgemeinern, aber bisher war es bei allen Betroffenen so, dass sie als Kind geschlagen wurden. Eine Patientin wurde nicht nur vom Vater geschlagen, sondern auch noch von ihrem deutlich älteren Bruder, der sich als Autorität aufspielte und dachte, das Recht zu haben, die kleine Schwester zum Gehorsam zu erziehen.

Isabel erzählte, dass sie von Mutter und Vater geschlagen wurde. Zuerst schlug die Mutter - und sie ärgerte und provozierte die Mutter ganz bewusst, damit sie zuschlug. Während sie geschlagen wurde, achtete sie darauf, dass die Mutter ihr Gesicht nicht sah, sie musste unweigerlich lachen, die Mutter schlug Löffel und Teppichklopfer auf ihr in Stücke und am Ende schmerzten ihre Hände ... Abends kam der Vater nach Hause, dann berichtete die Mutter ihm, wie ungezogen und aufsässig sie wieder gewesen war. Der Vater nahm dann seinen Gürtel und schlug nochmals auf sie ein. Vor diesen Schlägen hatte sie Angst. Der Vater schlug eiskalt, ohne Gefühlsregung. Sie mochte es hingegen, die Mutter so zu reizen, dass sie aus der Emotion heraus auf sie einschlug, dann fühlte sie sich als Siegerin!

Das Vergnügen erraten Sie nun schon: **das Vergnügen, sich nicht mehr hetzen zu lassen und die anderen warten zu lassen,** ist enorm. Manchmal ist es so stark, dass es wichtiger ist, dieses Vergnügen zu behalten, als gesund zu werden. Diese Menschen fühlen sich zunächst meist ertappt bei diesem Vergnügen, dann strahlen sie allein bei dem Gedanken, durch ihre Krankheit nicht mehr "spuren" zu können, niemand kann sie mehr hetzen. Je mehr Druck gemacht wird, umso weniger kommen sie von der Stelle. Und natürlich müssen nun die anderen für sie laufen!

Eine Dame sagte (und sie lachte schallend dabei): "Drei Mal pro Woche gehe ich in die Krankengymnastik, in der Regel immer um die gleiche Uhrzeit. Ich kriege es immer so hin, dass wir in Zeitnot geraten, mein Mann fängt dann an, mich zur Eile anzutreiben, da wir sonst zu spät zum Termin kommen - und dann geht gar nichts mehr! Ich komme nicht mehr von der Stelle.

Diese Dame kam in ein intensives Therapieatelier (fünf Tage intensives Biologisches Dekodieren). Sie war im Nebengebäude im Erdgeschoss untergebracht. Morgens sah man sie zielstrebig über den Hof zum Frühstück kommen, durch ihre Krankheit kaum gebremst. Dann am Büffet ging alles noch gut, bis jemand dazukam und sich auch bediente, praktisch neben ihr, aber auch nach ihr. Sofort war das eine Gelegenheit, nicht mehr oder kaum noch vorwärtszukommen. Augenblicklich wurden ihre Schritte so klein, sie kam fast nicht mehr von der Stelle, sie fühlte sich gedrängt vorwärtszukommen. Was vorher überhaupt kein Problem war, ging nicht mehr, galt es doch jetzt, sich nicht mehr hetzen zu lassen, den anderen auszubremsen und warten zu lassen! Wunderbar!

Bleiben wir bei dieser Dame, nennen wir sie **Sybille**, etwa 65 Jahre alt.

Sybilles Auslöser, die Stresssituation, in der ihr Parkinson begann, lag einige Jahre zurück: Ihre Tochter war in ihrer Ehe nicht mehr glücklich und hatte um eine "Auszeit" von der Partnerschaft gebeten. Ihr Mann war einverstanden, und auch Sybille zog aus, eigentlich wollte sie nach sechs Monaten wieder zurück zu ihrem Mann, doch der hatte in der Zwischenzeit die Scheidung eingereicht und sie auch durchgezogen! So konnte sie nicht mehr zurück. Es war im wahrsten Sinne nicht mehr rückgängig zu machen. Die Tochter ist in der Folge krank geworden und daran gestorben. Ja, hätte sie mal nur nicht diese Idee umgesetzt!

Hier ist eine wichtige Bemerkung vonnöten: Jede Krankheit kann auch ausgelöst werden "für" jemand anderen, an seiner Stelle, man fühlt praktisch diesen Stress mit, den die andere Person hat, man hat den Stress "für" sie oder mit ihr.

Sybille wurde als Kind nicht ständig geschlagen, aber es genügt, dass es ein Mal heftig der Fall war! Sie konnte sich erinnern: Sie war zum Spielen bei ihrer Freundin, dem Nachbarmädchen. Ihr Vater rief sie nach Hause, aber beim ersten Mal hatte sie sein Rufen nicht gehört. Dann rief er lauter und sie kam sogleich nach Hause. In der Küche setzte es eine Tracht Prügel, wie sie es vorher nie gekannt hatte. Es nützte nichts, ihm zu sagen, dass sie sofort nach dem Rufen, das sie gehört hatte, nach Hause gekommen war.

Er schlug und schlug!

Es war also unumgänglich, in der Therapie emotional zu dieser für sie sehr bedeutenden Situation zurückzukehren - mit dem Ziel, etwas zu verändern.

Die erwachsene Sybille besucht in ihrer Vorstellung (mit geschlossenen Augen und mit Anleitung) die kleine Sybille. Ich bitte die erwachsene Sybille, in die Vergangenheit zu gehen, zu diesem Vorfall in der Küche. Sie sieht dann vor ihrem inneren Auge, dass die Kleine geschlagen wird, der Vater hört einfach nicht auf. Ich sage zu Sybille, dass sie dafür sorgen soll, dass ihr Vater aufhört, die Kleine zu schlagen. Zunächst sagt sie nur ganz leise: "Hör auf!" Kaum hörbar. Und ich sage, dass das so nichts bringt, dass das schon lauter sein muss, und mache es ihr vor, schreie: "HÖÖÖR AUF!!!!" Sie fand das unglaublich schwer, dann wurde sie ein bisschen lauter, es stoppte den Vater aber nicht in seinem Wutanfall. Ich sagte zu ihr: "Wenn er nicht auf dich hört, muss er fühlen! Schlag mal auf ihn ein, damit er merkt, dass da jemand ist und dass er versteht, dass er aufhören soll, die Kleine zu schlagen!" Sie konnte es nicht, sie hob zwar den Arm, konnte aber nicht in seine Richtung schlagen. Die Angst war zu groß, sie war einfach unfähig! Zwei Stunden hat es gedauert, bis sie auf ihn einschlagen konnte, ganz ordentlich! Und sie hat ihn angebrüllt. Anschließend waren ihre Bewegungen enthemmt. Sie konnte deutlich zügiger nach Hause - mit dem Vorsatz, auf das Vergnügen, z. B. ihren Partner warten zu lassen, zu verzichten!

In einem anderen Intensivatelier war besagte **Isabel etwa 50 Jahre alt.**

Sie war schon sehr in ihrem Gang gehemmt, konnte kaum die Suppe essen, sie zitterte trotz der Medikamente sehr stark. In der ersten Sitzung war bereits klar, wie wunderbar die Krankheit Parkinson es ihr ermöglichte, nicht mehr zu spuren, nicht mehr gehetzt zu werden. Es war sehr befriedigend und es hatte etwas von Erleichterung, nie mehr spuren zu müssen, nie mehr nach der Pfeife von anderen springen zu müssen. So war das Leben endlich angenehm, sie erfüllte sich einen Kindheitstraum. Niemand würde sie jemals wieder umherscheuchen können!

Der Auslöser ihrer Erkrankung: Isabel hatte einen Inder kennen- und lieben gelernt. Dann wollten sie bald heiraten, aber als Isabel ihn am Flughafen abholte, wurde ihr klar, dass er nun definitiv in Deutschland blieb, sie würde keinen Rückzieher mehr machen können. Sie heirateten tatsächlich auch, damit er nicht mehr zurück in sein Land musste. Zweifel kamen auf, besonders als sie merkte, dass sie auch wie eine Haushälterin für ihn war, er erwartete praktisch auch, dass sie spurte.

In der Therapie fühlte sie, wie sehr sie von Kind an dazu verurteilt gewesen war, wie ein Roboter zu spuren, ohne Gefühle. Ihre Eltern hatten aus ihr einen Roboter gemacht, oder besser gesagt: Sie hatten Isabel als Roboter konzipiert, der nur dazu da war, die Wünsche anderer zu erfüllen. Ein Roboter hat kein Eigenleben zu entwickeln, keine Wünsche zu haben, geschweige denn zu äußern!

Hier ging es darum, aus diesem Roboterdasein auszubrechen und sein Leben selbst zu gestalten. Am letzten Tag konnte Isabel ihre Suppe ohne Probleme essen, sie hatte gleichzeitig schon entschieden, die Medikamente zu verringern.

Hier der Erfahrungsbericht von Isabel, in dem sich auch nochmal ihr Verhaltensmuster zeigt. Sie schickte ihn mir etwa sechs Wochen nach dem Atelier:

"Dekodieren ist nicht schwer,
die Vorarbeit dafür jedoch sehr.
Aber jeder, der eine Krankheit hat,
ist diese irgendwann mal satt.
Ich spreche aus Erfahrung, das könnt ihr mir glauben,
mir tat Parkinson die Lebensfreude rauben.
Überzeugt davon, dass ein anderer mich heilt,
bin ich von einem Heilpraktiker zum anderen geeilt.
Für eine Weile schien es Besserung zu geben,
doch wie es nun mal so ist im Leben:
Die einzige Konstante, die ich dabei entdeckte,
war, dass sich in meiner Geldbörse die Ebbe erstreckte.

Dafür einer lieben Freundin ich dankbar bin,
dass folgende Worte machten wieder Sinn:

Und wenn du glaubst, es geht nicht mehr,
kommt von irgendwo ein Lichtlein her.
Denn sie erzählte mir vom Dekodieren,
anfangs tat es mich kaum interessieren.
Kurz gesagt, ich hörte es mir an -
da lief aber bereits mein Sabotageprogramm -
und ließ das Ganze einfach ruh'n.
Denn ich fand, mit mir hat dies nichts zu tun.
Eines Abends war Rita zu Besuch bei mir
und ich gab die Unterlagen zum Lesen ihr.
Spontan sagte sie: "Da gehen wir beide hin,
denn das Konzept macht wirklich Sinn."
Ich versprach, mich schlau zu machen -
aber mein Sabotageprogramm ließ es jetzt so richtig krachen.
Ich rief zwar dort an und erkundigte mich,
doch eine Zusage machte ich nicht.
Im Gegenteil, eine Woche lang
verschwendete ich keinen Gedanken mehr daran.
Aber statt dass die Sache im Sande verlief,
kam es so weit, dass man mich anrief.
Man wollte wissen, was nun sei,
ob wir wären mit dabei?
In letzter Minute meldeten wir
uns an zum Arbeitsatelier.
Von diesem Zeitpunkt an war in mir im Nu
ein Gefühl von Freude und totaler innerer Ruh.
In meiner Anmeldebestätigung las ich dann,
der für mich ausgeloste Therapeut ist ein Mann.
Na super, brummelte ich vor mich hin,
nicht dass ich nachher noch der Hauptgewinn bin.
Was die alles wissen wollten von mir,
das ergab ein sehr umfangreiches Dossier.

Ich kramte in Erinnerungen,
habe mir fast einen abgerungen.
Wie schaffe ich es, diplomatisch und diskret,
dass meine Mutter mir den Umstand meiner Zeugung verrät?
Ein Stammbaum wurde auch verlangt,
da bin ich fast im Kreis gerannt.
Auf einmal dämmerte es mir,
warum es hieß - intensives - Arbeitsatelier.

Lange Rede - kurzer Sinn.
Am 9. Mai fuhren wir also dorthin.
Im strömenden Regen angekommen,
hat gleich die Begrüßungsrunde begonnen.
Vorher noch voller Tatendrang,
saß ich nun auf meinem Stuhl ganz bang.
Als ich dann an die Reihe kam,
wusste ich nicht, wie fange ich an.
Ich war total durch den Wind
und beendete meine Vorstellung geschwind.
Die Therapeuten machten schon eifrig Notizen
und ich kam immer mehr ins Schwitzen.
Eine kurze Pause, dann ging es auch schon los.
Ich kam als Erste dran und staunte bloß.
Eine Stunde lang wurde ich in die Mangel genommen.
Schon beim Mittagessen war ich zu dem Schluss gekommen:
Ich kann gleich wieder nach Hause gehen,
denn scheinbar fand ich es schön,
so wie es jetzt war, mein Leben.
Es sah so aus, als wollte ich weiter an meiner Krankheit kleben.
Aber eine Stunde später dann
Fing ich mich zu wehren an.
Ich war doch nicht hierhergereist,

damit meine Krankheit mir beweist:
"Ich habe gewonnen! Gib endlich auf!"
Von da an nahm das Arbeitsatelier seinen Lauf.
Es war anstrengend, tiefgehend und informativ,
ich wusste nicht, welche Kraft in mir schlief.
Oft war in an einem Punkt, wo ich dachte: "Geschafft!",
doch leider hatte ich dabei nicht an meinen Therapeuten gedacht.
Ein Wechselbad der Gefühle ereilte mich,
die Beherrschung ließ mich mehrmals im Stich.
Tränen kullerten in Bächen runter,
dann wieder gingen meine Worte in Lachen unter.
Ich fühlte mich in die Enge getrieben und allein,
dacht, ich fange gleich an zu schrei'n.

Dann kam dieser Moment - kaum zu beschreiben -,
da stand für mich fest, ich will am Leben bleiben.
Und nicht nur das war mein Bestreben,
ich wollte es endlich leben - MEIN LEBEN!
Ich saß da, fühlte mich wie befreit
und wie ein kleines Kind, das sich freut,
die ersten Schritte alleine zu machen.
Ich konnte endlich frei heraus lachen.
Staunend blickte ich in die Runde,
als mein Therapeut tat die Kunde:
"Du bist durch, du hast es geschafft!
Das hast du wirklich gut gemacht!"

ES IST SO EINFACH! Es tut so gut.
Ich bitte euch, verliert nie den Mut!
Und denkt immer daran,
dass nur der Patient sich selbst heilen kann.

Das war das Erste, was ich von meinem Therapeuten vernahm,
und dieser Satz kam ungefiltert bei mir an.

Zum Abschluss steht nur noch das Wort DANKE im Raum.
Denn ich glaube kaum,
dass ich ohne die liebevolle Begleitung und Art,
inklusive der notwendigen Tritte ganz smart,
es bis zum Schluss hätte durchgehalten,
vielleicht hätte ich meine Krankheit doch behalten.
Das ist es nun - MEIN LEBEN -
und ich allein darf ihm einen Sinn geben.

Chorea Huntington

Der dazu gehörige Konflikt, die dazu gehörige Stresssituation nach Dr. Claude Sabbah: "Stress um die Beziehungen/Verbindungen (Nerven) und um Eingepferchtsein, wie in einem Ghetto, in einem Reservat oder in einem Käfig. Dadurch ist es (anderen) möglich, meinen Aufenthaltsort ausfindig zu machen, mich anzugreifen, mich zu missbrauchen, mich zu zerstören, ja mich zu fressen."

Die Krankheit mit ihren Symptomen (ungewollte und *unkontrollierte* Bewegungen) ist der Versuch, auszubrechen und seine Freiheit zu behalten oder wiederzubekommen.

Da diese Krankheit genetisch bedingt ist, wären die tieferen Ursachen in der Familiengeschichte zu suchen. Gab es Leute, die nicht in Freiheit lebten oder leben durften? Als Leibeigene? Gab es Sklaverei? Zuhälterei?

Friedreich-Ataxie

Nach Dr. Claude Sabbah sind verschiedene Themen zu beleuchten:

- Sozialer Abstieg wegen mangelnder Unterstützung durch den Vater oder wegen mangelnden Schutzes vom Vater.
- Zwang, sich wieder aufzuraffen nach einem Sturz mit Beschmutzung seines Ansehens, man wurde gedemütigt und niedergeworfen.
- Sturz mit der Notwendigkeit, sich wieder aufzuraffen, um dem Tod zu entgehen.
- Was hat mein Reich ins Wanken gebracht?
- Friede im Reich! So als könnte man nur Frieden bei sich (zu Hause) haben, wenn man krank ist.

Meine Gedanken dazu:

Welcher Krieg wird/wurde in der Familiengeschichte geführt und muss/musste beendet werden? Wer sehnt oder sehnte sich nach Frieden? Wer hätte einen Grund haben müssen, nicht in den Krieg zu ziehen - aus Angst, dort zu fallen?

Da meist zunächst Gleichgewichtsstörungen auftreten, hat man vielleicht auch seine Anhaltspunkte verloren. Vielleicht gab es bereits als Kind beim Laufenlernen negative Erfahrungen. Die Krankheit führt dazu, dass man besonders darauf achtet, nicht hinzufallen.

Vielleicht hatte man seine Kompetenzen überschritten und ist schwer auf die Nase gefallen oder wurde niedergestreckt - mit der dazugehörigen Blamage. Größenwahn, der einem zum Verhängnis wurde?

Ansonsten stellt man sich natürlich auch die Frage, welcher Stress tatsächlich durch die Krankheit gelöst wird, es ist wahrscheinlich besser, dass derjenige gewisse Dinge nicht mehr oder nicht ohne Unterstützung (Stütze, Gehhilfe), nicht mehr selbstständig tun kann. Wenn zum Beispiel in der Familie dem Jugendlichen - meist beginnt die Krankheit, sich im Teenageralter zu manifestieren - übermäßiger Druck gemacht wird, was die Schule oder den Sport betrifft. Die Krankheit und ihre Diagnose nimmt diesen Druck weg. Man muss auch durch diese Krankheit nichts mehr, da man nicht mehr KANN.

Creutzfeldt-Jakob-Krankheit

Diese Krankheit ist sehr selten, sie ist tödlich und befällt das Gehirn. Man sagt, dass sie z. B. von verunreinigten Operationsinstrumenten übertragen werden kann ...

Ende der 1990er-Jahre sprach man von BSE bei Rindern und machte uns Angst vor Creutzfeldt-Jakob. Es gibt da tatsächlich eine Ähnlichkeit, was den Hintergrund dieser Krankheiten angeht. Es geht dabei um Kannibalismus.

Rinder sind Pflanzenfresser und sie wurden gezwungen, Abfälle und Wiederverwertetes von ihren Artgenossen (u. a. Knochenmehl, Gehirn und Rückenmark) zu fressen. Vor den Kühen waren schon Schafe betroffen gewesen, weil man ihnen auch unter anderem das Gehirn ihrer Artgenossen zu fressen gab.

Der Mensch, der sich das Gehirn eines seiner Artgenossen einverleibt, riskiert es, die Creutzfeldt-Jakob-Krankheit zu bekommen. Der moderne Kannibalismus besteht darin, dass man chirurgische Eingriffe in das Gehirn vornimmt, bei denen man gewisse Gehirnzellen von Föten implantiert, z. B. bei der Behandlung von Kleinwuchs. Die wenigen seit Beginn bis Ende des 20. Jahrhunderts beobachteten Fälle in Belgien (etwa 15) sind (bis auf zwei) Fälle von Kindern, bei denen solche Implantate durchgeführt wurden, und die anderen beiden Fälle waren zwei Neurochirurgen, die diese Operationen (unter ethischem Stress?) ausführten.

In Neuguinea lebt das Volk der Fore, das unter einer unheilbaren und schnell tödlichen Krankheit leidet, die man "Kuru" genannt hat. Die motorischen Symptome (unkontrollierte, unkoordinierte Bewegungen, Gleichgewichtsverlust ...), die man bei diesen Menschen beobachtet und gefilmt hat, gleichen auf erstaunliche Art und Weise den Bildern, die man uns von diesen armen Rindern zeigte.

Das Volk der Fore praktiziert den Ritus des Endokannibalismus, man bereitet das Gehirn mancher Verstorbenen zu und isst es, um die Toten auf spezielle Art und Weise zu ehren.

Diese Praktiken sind allseits bekannt, auch bei den Wissenschaftlern (genauso wie das Phänomen der Creutzfeldt-Jakob-Krankheit), aber davon redet man nicht mehr.

Die kannibalischen Bräuche in Neuguinea sind seit 1959 offiziell verboten, werden aber noch praktiziert. Die Fälle von Kuru, die damals in den 1990er-Jahren noch auftauchten, wurden durch die lange Inkubationszeit (30 bis 35 Jahre) erklärt: Babys und Kleinkinder hätten sich in den Fünfzigern angesteckt, indem sie Gehirn angefasst oder auch gegessen hätten, und hatten erst jetzt die dazugehörenden Symptome, da offiziell der Kannibalismus nicht mehr praktiziert wurde.

Vor einigen Jahren zeigte das deutsche Fernsehen eine Reportage über die Fore, ihre Krankheit und wie sie trotz des Verbotes, das zu zusätzlichem Stress führte, weiterhin ihre kannibalischen Riten abhalten. Sie sind sich der Risiken bewusst: einerseits die Krankheit und andererseits Bestrafung.

BSE war erst seit einigen Jahren bekannt, aber man behauptete doch zu wissen, dass die Inkubationszeit 30 bis 35 Jahre beträgt (Inkubationszeit wovon eigentlich?).

Wie kommt es denn dazu, dass damals in Großbritannien eine "andere, neue Form von Creutzfeldt-Jakob" aufgetaucht ist? Hauptsächlich waren junge Leute unter 30 Jahren betroffen, wo doch die Inkubationszeit 30 bis 35 Jahre betragen soll (wie bei der Kuru-Krankheit, welch ein Zufall!)?!

Es war wahrscheinlich die kollektive Panik, die es geschafft hat, diese andere, "neue Form" der Creutzfeldt-Jakob-Krankheit hervorzubringen, woran einige gestorben sein sollen.

In Belgien hat es damals keine neuen Fälle von Creutzfeldt-Jakob gegeben, obschon die belgische Jugend genauso gern Hamburger bei McDonald's isst, die ja als mutmaßliche "Infektionsquelle" gehandelt wurden, da dieses Fleisch besonders gefährdet sein soll.

Poliomyelitis

Seit 1992 hat es keinen Fall von Poliomyelitis mehr in Deutschland gegeben.

Es heißt, dass es sich dabei um eine höchst ansteckende, viral bedingte Krankheit handelt. Dies bezweifle ich stark.

Vor vielen Jahren war eine Dame in der Praxis, die als Kind diese Kinderlähmung gehabt hatte. Ich erinnere mich nicht mehr genau. Ihre Geschichte passte aber zu der Theorie, dass es darum geht, flüchten zu *müssen,* aber nicht wegzuwollen. Man kann nicht anders, als das Gewohnte oder die geliebten Menschen zu verlassen. Aber man möchte sich nicht trennen oder getrennt werden. Man versucht, sich zu weigern, anderswo hinzugehen und anderswo zu leben. Atmen ist ein Synonym für leben! Sehr häufig war auch die Atemmuskulatur von Lähmungen betroffen, so als ob man sich unter diesen Umständen sogar weigert weiterzuleben.

Je nachdem welche bleibenden Schäden zu beobachten sind, überlegt man auch, wozu es gut ist, den Körper in diesen Zustand zu versetzen. In der Natur gibt es keine Rollstühle, d. h. es geht auch hier darum, sich nicht mehr *fort*-bewegen zu können - im wahrsten Sinne des Wortes. Man ist folglich auch nicht mehr fähig zu gehorchen.

Früher waren es meist Kinder unter fünf Jahren, die betroffen waren. Vergessen wir in dem Zusammenhang nicht, dass Kinder bis zum Alter von sechs Jahren fähig sind, den Stress ihrer Eltern so zu spiegeln, ja zu "übernehmen", dass sie an ihrer Stelle krank werden. Dieses Phänomen hat den Sinn, dass der gesunde Erwachsene funktionstüchtig bleibt, nach dem Motto: "Besser ich bin krank als meine Mutter oder mein Vater!"

Ich persönlich denke, dass die akute Poliomyelitis sehr stark an einen MS-Schub erinnert, auch wenn dabei in der Regel die Atmung nicht betroffen ist - oder erst im sehr weit fortgeschrittenen Stadium. Wie beim MS-Schub ist also eine Lösung der Stresssituation der Poliomyelitis vorangegangen.

Tetanus

Unbehandelter Tetanus ist zu 70 Prozent tödlich. Ungeachtet der allgemein angenommenen Entstehungsweise schauen wir uns die Symptome an. Es beginnt in der Regel mit Kopfschmerzen und Abgeschlagenheit, dann kommt es zu heftigen Muskelkrämpfen im Gesicht, besonders im Bereich des Unterkiefers, also der Kaumuskeln. Da es diesen Menschen nicht zufällig trifft, würde ich behaupten, dass auch ein Stress vorher gelöst sein muss. Eine Stresssituation, in der es vielleicht verboten war (Autorität - Nervensystem), etwas zu sagen, oder in der man etwas sagen musste oder in etwas hineinbeißen musste (auch im übertragenen Sinn), was man aber nicht wollte. Man könnte sich in etwas wie "gefangen" gefühlt haben.

Vielleicht gezwungen, Dinge zu tun oder zu sagen, damit die Fassade, mein "Image" oder mein Ansehen intakt bleibt, da es einen Bezug zum Gesicht (Ansehen) geben muss.

Der Stress muss groß gewesen sein, vielleicht so groß, dass man dachte, es (das Leben) gehe so nicht weiter ... Man wollte sich auf keinen Fall weiter gezwungen fühlen.

Diese Hypothesen sind zu überprüfen.

Guillain-Barré-Syndrom

Nach Dr. Claude Sabbah: "Das Problem, dass ich die Dinge nicht gleich zu Beginn in Angriff nehmen konnte, z. B. ich konnte keine größeren Studien machen, ich konnte nicht früh mein eigenes Leben beginnen oder es so in Angriff nehmen, wie ich es gewollt hätte."

Zur Schule zu gehen kann z. B. von manchen als eine Chance gesehen werden, das Leben gut zu beginnen, für das Leben gut gerüstet zu sein. Wenn man das dann nicht kann, kann es so erlebt werden, dass man glaubt, diese Chance nicht gehabt zu haben.

Dr. van den Bogaert: "Konflikt mit dem geliebten Menschen, der sich davongemacht hat, nachdem man ihm nicht folgen wollte/konnte aus Angst, dann (wenn man ihm folgte) zu sterben."

Ich kann mich vage an den Fall eines Seminarteilnehmers erinnern: Der Betroffene hatte als Kind eine Osteomyelitis, dadurch war er für ein ganzes Jahr in Krankenhäusern gewesen und konnte die Schule nicht besuchen ... Er ist später aber dann doch Arzt geworden.

Ich glaube mich zu erinnern, dass der Auslöser für den Guillain-Barré-Schub die Tatsache war, dass seine Frau aus verschiedenen Gründen getrennte Schlafzimmer wollte. Die geliebte Person hatte ihn tatsächlich quasi verlassen. Dieses Verlassenwerden hatte sehr wahrscheinlich die Stresssituation, in der er als Kind (im Krankenbett) alleingelassen worden war, wieder in Erinnerung gebracht.

Hirnhautentzündung

Da diese Erkrankung bleibende neurologische Schäden verursachen kann, sei sie hier auch erwähnt.

Die Hirnhäute haben die Aufgabe, das Gehirn zu schützen. Wenn es diesbezüglich einen Stress gab, verdicken sich die Hirnhäute, um den Schutz zu verstärken. Ist dieser Stress vorbei, kommt es zur Hirnhautentzündung, da die nun überflüssig gewordenen Zellen absterben.

Die Hirnhautentzündung kommt also im Nachhinein, wenn der Stress oder die Angst um den Kopf oder das Gehirn vorbei ist. Der Kopf oder das Gehirn der (später) erkrankten Person hätte geschützt werden müssen, entweder vor Attacke, Verletzung oder Beschmutzung an dieser Stelle, wo die Person nicht geschützt ist/war, wenn zum Beispiel das Kind ohne Helm Fahrrad fährt.

Im Kopf oder im Gehirn sind natürlich auch die Pläne, Projekte, Vorhaben, Ideen usw., vielleicht mussten sie auch geschützt werden.

Zwei Beispiele:

Der kleine **Egon**, 9 Monate alt.

Der Vater war mit den Kindern bei Freunden zu Besuch, diese hatten einen großen Hund, der den Kopf des auf dem Boden herumkrabbelnden Egon leckte. Das erzählten die anderen Kinder ihrer Mutter bei der Rückkehr. Die konnte es nicht fassen, wie konnte man das zulassen, der Hund hätte das Kind auch beißen oder am Kopf verletzen können. Und überhaupt, der Hund hat sicher den Kopf besabbert, und das war so unhygienisch, einfach unmöglich.

Als dieser Stress sich gelegt hatte, hat Egon eine Hirnhautentzündung entwickelt - nicht dramatisch, aber doch als solche diagnostiziert.

Tamara, damals 8 Jahre alt.

Ihre Mutter brachte sie zu mir, da sie seit einigen Wochen immer abends beim Zubettgehen weinte, sie hatte Angst, dass Oma Margarete stirbt! Besagte Oma war aber fit und auch noch gar nicht alt.

Ich fragte, seit wann genau Tamara diese Sorge und Angst um ihre Oma hatte. "Seit sie wieder zu Hause ist, sie war wegen einer Hirnhautentzündung im Krankenhaus, danach hat das begonnen." Ich fragte, welchen Stress, welche Angst es denn vorher um ihren Kopf (ihr Gehirn) gegeben hatte. "Wir waren in der Woche zuvor in Skiurlaub, Tamara ist das erste Mal Ski gefahren, sie hatte keine Angst und ist gleich ziemlich schnell die Piste runtergefahren. Ich hatte Angst um ihren Kopf, dass sie sich bei einem Sturz eine Verletzung am Kopf zuziehen könnte. Ich habe sogar daran gedacht, ihr einen Helm zu kaufen, habe das aber dann doch nicht gemacht. Sonntags sind wir nach Hause gekommen, montags wurde Tamara prompt krank und musste ins Krankenhaus zur Behandlung der Hirnhautentzündung."

Als wir in den Stammbaum schauten, fanden wir auch den interessanten Zusammenhang mit Oma Margarete. Als die Urgroßmutter mit der Oma schwanger war, starb ihre Schwester Margarete an Hirnhautentzündung! Die Oma bekam den Vornamen Margarete als Erinnerung an die Tote.

Obschon Tamara das alles nicht wusste, bekam sie anlässlich ihrer eigenen Hirnhautentzündung die Angst, dass Margarete stirbt. Diese Angst war natürlich vorbei, nachdem auch sie diese Verbindung verstanden hatte.

Es ist einfach faszinierend!

Achtung! Kollektive Ängste!

Wenn in einer Schulklasse ein Kind wegen Hirnhautentzündung fehlt, haben die anderen Eltern oft Angst, dass ihr Kind auch eine bekommen könnte, dass es sich "angesteckt" haben könnte. Sie haben praktisch Angst um den Kopf ihrer Kinder. Wenn diese Angst stark genug war und sich dann aber wieder legt, kann es sein, dass dann das ein oder andere Kind erkrankt, nachdem die Angst der Eltern sich beruhigt hat.

Übrigens: Hirnhautentzündung ist nicht ansteckend!

Hyperaktivität und ADS

Ich bin in meinem Buch "Frei von Hyperaktivität, Verhaltensstörungen und schulischen Blockaden"[8] ausführlich auf diese Thematik eingegangen, deshalb erinnere ich hier nur kurz die möglichen einer Hyperaktivität zu Grunde liegenden Prägungen:

Ich muss mich ständig bewegen, um mir selbst und/oder meinen Eltern zu beweisen, dass ich noch lebe.

Ich muss mich viel und gern bewegen, um den Stress meiner Mutter zu lösen, den sie während der Schwangerschaft gehabt hat und der darin bestand, dass sie sich nicht bewegen durfte.

---

[8] *Silberschnur Verlag 2019*

Die Mutter selbst war hyperaktiv während der Schwangerschaft, kam nicht zur Ruhe.

Leon Eisenberg aber, der Erfinder des Krankheitsbildes AD(H)S, hat kurz vor seinem Tod zugegeben oder gebeichtet, dass er eine Krankheit erfinden musste, die in den Katalog der psychiatrischen Krankheiten aufgenommen werden konnte, damit er das neue Medikament Ritalin (so genannt nach dem Vornamen der Frau seines Kollegen - Rita) vermarkten konnte.

Wir schauen uns wie immer die Verhaltensweisen des Kindes genau an, um zu verstehen, welcher familiäre Hintergrund dieses "Krankheitsbild" im Sinne des Überlebens notwendig macht.

Epilepsie

Der erste epileptische Anfall kommt, nachdem eine Stresssituation gelöst wurde, in der man große Angst hatte, aber sich nicht rühren konnte. Oder wenn man eine Bewegung, die man gerne gemacht hätte oder hätte machen müssen, nicht ausführen konnte. Ein Ohnmachtsgefühl mit Angst, begleitet von der Unfähigkeit, sich zu bewegen.

Die Bewegung im epileptischen Anfall ist die Bewegung, die man in besagter Angstsituation nicht ausführen konnte.

Die weiteren Anfälle werden durch Begleitumstände ausgelöst, die den Betroffenen (meist unbewusst) an diese Stresssituation erinnern. So ähnlich wie bei einer Allergie.

Beispiele:

Ein 10-jähriges Mädchen, Annette.

Annette entwickelte epileptische Anfälle nach einer für sie höchst dramatischen Situation. Mit acht Jahren hatte man ihr den Blinddarm entfernt und zwölf Tage nach der Operation sollten ihr ambulant die Fäden gezogen werden. Sie lag auf dem Rücken und man machte sich mit einer Schere an die Fäden, es zwickte und sie bekam Angst, wand sich, man hielt sie zu viert fest, während die Krankenschwester versuchte, die Fäden zu erwischen. Das Mädchen hielt nicht still und letztendlich - ohne ihr irgendetwas zu erklären - kam die Anästhesiemaske, der sie wiederum nicht ausweichen konnte, sie war in Panik und konnte sich nicht rühren/schützen.

In ihrem epileptischen Anfall begab sie sich auf alle Viere, winkelte die Beine an (ob sie nun saß, lag oder stand) und verkrampfte ihre Arme gekreuzt vor ihrem Gesicht. Sie machte also genau die Bewegung, die sie in ihrer Angstsituation nicht ausführen konnte, um ihren Bauch vor der Schere und ihr Gesicht vor der herannahenden Maske zu schützen. Sobald irgendetwas sie daran erinnerte, krampfte sie, zum Beispiel bei einem laufenden Wasserhahn, wahrscheinlich hatte die Krankenschwester sich zuerst die Hände gewaschen, bevor sie versuchte, die Fäden zu ziehen.

Ein 35-jähriger Mann, Emil.

Emil war außerstande, seine Anfälle zu beschreiben. Das tat seine Frau: "Emil bekommt seinen epileptischen Anfall immer abends im Bett, kurz vor dem Einschlafen, aber nicht jeden Abend. Er setzt sich dann ganz ruckartig aufrecht im Bett auf, bewegt ganz heftig seine Hand- und Sprunggelenke in alle Richtungen und er schluckt ununterbrochen und ganz schnell, so schnell kann eigentlich ein Mensch gar nicht schlucken. Das dauert eine Weile, dann steht er auf und geht zur Schlafzimmertür, dort kommt er dann wieder zu sich." Emil: "Wenn ich wieder zu mir komme, dann ist es für mich so, als hätte ich zur Toilette gemusst, dabei war ich erst kurz vorher noch im Bad."

Es ist immer wichtig, die Situation und die Umstände des allerersten epileptischen Anfalls anzuschauen und zu analysieren. Emils erster Anfall war ein paar Jahre zuvor am 14. Dezember, am ersten Jahrestag einer Operation, bei der er die Neben- und Stirnhöhlen "gesäubert" bekommen sollte. Nach der Operation und nach dem Aufwachen wird er auf sein Zimmer zurückgebracht, er bekommt immer heftigere Kopfschmerzen und steigendes Fieber.

Panik an Bord, man rennt mit ihm im Bett über die Flure zurück in den Operationssaal. Alle hatten Angst, dass er stirbt, er, seine Frau, die Ärzte ... Man hatte nicht bemerkt, dass man von den Stirnhöhlen aus ins Gehirn gebohrt hatte, durch die Hirnhäute hindurch (Trepanation)! Im Operationssaal angekommen, hat man ihn ganz schnell festgeschnallt und intubiert, noch bevor er "eingeschlafen" war. Es muss furchtbar sein, bei Bewusstsein intubiert zu werden, Erstickungsangst kommt zu der ohnehin vorhandenen Angst hinzu ...

Diese Situation erklärte auch sein Verhalten im epileptischen Anfall, der nur kam, wenn er im Bett auf dem Rücken lag, kurz vor dem Einschlafen wie vor der Anästhesie: sich aufrichten, die festgebundenen Hand- und Fußgelenke bewegen, das Schlucken, weil der Intubationsschlauch im Hals steckte, und letztendlich das Aufstehen und Weglaufen.

Die erste Krise kommt am 14. Dezember im Jahr danach, es war die Erinnerung an die Operation und auch die Bestätigung, dass er doch überlebt hatte.

Ein etwa **20-jähriger Mann, Lars.**

Lars hatte generalisierte Krampfanfälle, ich weiß nicht mehr genau bei welcher Gelegenheit, ich kann seine Patientenakte ohne seinen Namen auch nicht mehr finden.

An die wichtigen Dinge erinnere ich mich aber noch: Lars hatte seinen ersten epileptischen Anfall mit sieben Jahren. Vorher lag er seinen Eltern schon lange in den Ohren, er wollte unbedingt einen Dolch haben! Die Eltern gaben dann irgendwann nach und er bekam einen Dolch, er durfte ihn aber nicht aus der Scheide ziehen!

Eines Tages war Lars draußen im Garten und er konnte der Versuchung nicht widerstehen, er zog den Dolch aus seiner Scheide. Das sah seine große Schwester, sie lief zur Mutter und petzte. Die Mutter kam schnell in den Garten und in dem Moment, in dem sie ihn mit dem Dolch in der Hand sah, hatte Lars seinen ersten Krampfanfall.

Das ist nur zu verstehen, wenn man in die Familiengeschichte schaut: Die große Liebe von Lars' Mutter Anna (lange vor seiner Zeugung) ist in einem Streit erstochen worden. Anna hat das nicht selbst miterlebt, man hat ihr gesagt, wo genau es passiert ist, sie hat die Stelle aufgesucht und sich natürlich vorgestellt, wie er dort in seinem Blut gelegen hat ...

Hinzu kommt, dass Annas Großmutter ihren Mann im Ersten Weltkrieg verloren hat, er wurde mit einem Bajonett getötet!

Lars war sehr skeptisch, seine Mutter hatte ihn überredet, mit ihr zu mir zu kommen, er fand das alles aber an den Haaren herbeigezogen. Das Problem war also nicht behoben.

Anna schrieb mir jedoch später, sie habe Lars dazu bewegen können, dabei zu sein, wenn dieses Thema (Erster Weltkrieg und Tod seines Urgroßvaters) in einer Aufstellung, in einer Familienaufstellung nach Hellinger, angeschaut würde. Dort konnte er dann diese furchtbaren Emotionen spüren, die Emotionen der Urgroßmutter vor allen Dingen, die auf diese Art und Weise ihren geliebten Mann und den Vater ihrer Kinder verloren hatte. Sie war untröstlich. Lars war davon ergriffen und konnte auch fühlen, wie es für seine Mutter gewesen sein musste, als ihre große Liebe erstochen wurde.

Danach hat Lars keine epileptischen Anfälle mehr gehabt.

Loris ist 17 Jahre, als er mit seinen Eltern in die Praxis kommt.

Loris hatte auch allgemeine Krampfanfälle, und jedes Mal war er anschließend noch etwa eine halbe Stunde bewusstlos, bis er dann wieder zu sich kam. Seine Anfälle waren meist spätabends, kurz vor Mitternacht. Nun fing er an, mit Freunden abends auszugehen, auf Partys ... Wenn er einen Anfall hatte, rief man die Eltern an, und immer kam einer und hat ihn dann im Arm gehalten, bis er wieder zu sich kam.

Sein erster Anfall: am Vorabend seines zwölften Geburtstages. An dem Tag war die Familie "zufällig" auf dem Friedhof gewesen, wo es noch alte Familiengräber gab. Zwei Geschwister der Großmutter mütterlicherseits seines Vaters waren als Kinder gestorben, der eine war im Alter von neun Jahren an geplatztem Blinddarm gestorben, weil man ihn zu spät ins Krankenhaus gebracht hatte. (Loris' Vetter war mit seiner Mutter bei mir, weil er immer Bauchschmerzen hatte, die Eltern waren schon mehrfach mit ihm in der Notaufnahme der Klinik vorstellig geworden, weil sie dachten, es könne eine Blinddarmentzündung sein.) Die andere war mit elf Jahren an Diphtherie gestorben. Loris verstand, warum er als Kind immer gedacht hatte, dass er keine zwölf Jahre alt werden würde. Am Vorabend seines Geburtstages, wo ihm klar war, dass er nun doch zwölf wurde, hatte er seinen ersten Anfall!

Mütterlicherseits gab es auch ein großes Drama: Der Bruder von Loris' Großvater war mit 17 Jahren umgekommen, auf dem Fahrrad wurde er von einem LKW erfasst und starb einige Stunden später im Krankenhaus, etwa gegen 23 Uhr 30!

Das war die Uhrzeit, zu der Loris meist seinen epileptischen Anfall hatte, er kam dann aber - im Gegensatz zu dem Verstorbenen - wieder zu sich, wieder ins Leben zurück, und das in den Armen seines Vaters oder seiner Mutter. Er machte ihnen jedes Mal die Freude, nicht tot zu sein.

Ganz interessant: Loris hatte damals eine Frisur, die von der Form her tatsächlich wie ein Fahrradhelm aussah.

Loris' Mutter - es war ihr Onkel, der mit 17 umgekommen war - hatte sich mit Loris' Vater einen Mann ausgesucht, der im Fahrradsport sehr aktiv war und in dessen Familie es eine Olympiasiegerin in einer bestimmten Fahrraddisziplin gab ... Es gab in der Familie sichtlich gute Gene in Sachen Fahrradfahren.

Nachdem wir einige Sitzungen gemacht hatten, waren 20 Monate keine epileptischen Anfälle zu beobachten. Die Eltern taten sich aber schwer damit, die Medikamente abzusetzen. Der Neurologe sagte, dass sie nun endlich das richtige Medikament in der richtigen Dosierung gefunden hätten. Vorher hatte Loris trotz verschiedenster Medikamente Anfälle gehabt. Das ist es, was ich auch bei anderen beobachtet habe: Anfälle kommen mit oder ohne Medikamente. Diejenigen, die unter Medikamenten keine Anfälle mehr haben, hätten wahrscheinlich auch keine mehr ohne Medikamente.

Dann plötzlich schrieb mir seine Mutter, er habe einen Anfall gehabt. Ich fragte, was denn gewesen sei? Loris hatte nach so langer Zeit ohne Anfall gedacht, dass es dann doch möglich sei, den Führerschein zu bekommen. Ein paar Stunden später kam der Anfall.

Es war so, dass Loris anscheinend besser keinen Führerschein besitzen sollte, um nicht selbst jemanden totfahren zu können. Die Mutter sollte ihm das erklären und, wenn nötig, sich noch einmal melden. Danach habe ich nichts mehr von Loris gehört.

Ich erinnere mich noch an die ursächliche Stresssituation eines anderen Jungen, er war vielleicht zehn Jahre alt.

Er und seine Mutter waren mit dem Fahrrad unterwegs, es ging bergab, der Fahrradweg war unterbrochen von einer Stelle, die nicht asphaltiert war (Kiesel). Die Mutter fährt vor ihm und stürzt durch die Kiesel, sie fliegt über den Lenker und bleibt liegen. Als er bei ihr zum Stehen kommt, bildet sich eine kleine Blutlache neben ihrem Kopf. Er dachte, sie sei tot! Er hatte große Angst und konnte sich nicht rühren.

In jedem Fall müssen die Ursachen ganz individuell beleuchtet werden. Keine Geschichte gleicht der anderen.

Der **kleine Finn, 6 Monate alt**, hatte ein Sturge-Weber-Syndrom.

Epileptische Anfälle, intrakranielle Hämangiome und ein Feuermal auf dem Kopf, es reichte über die Stirn fast bis zur Nasenspitze.

Ich habe Finn nur einmal gesehen, wegen der epileptischen Anfälle. Schnell hatten wir herausgefunden, warum Finn diese Symptome hatte.

Während der Schwangerschaft (dritter oder vierter Monat) hatte Finns Mutter einen Autounfall. Sie verlor die Kontrolle über ihren Wagen und prallte gegen einen Baum. Alles ging sehr schnell. Als ihr klar war, dass sie den Aufprall nicht mehr verhindern konnte, warf sie einen ganz schnellen Blick nach hinten auf ihre Tochter, die im Kindersitz auf der Rückbank saß - mit dem Gedanken: "Hoffentlich ist sie gut angeschnallt!" Denn sonst wäre sie in der Vorstellung der Mutter durch die Windschutzscheibe geflogen, wäre am Kopf verletzt worden - blutüberströmt. Die Mutter sah die Katastrophe auf sie zukommen und konnte nichts dagegen machen, sie war "motorisch unfähig".

Niemand war bei dem Unfall wirklich verletzt worden, Finn aber wird von der dramatischen Vorstellung seiner Mutter geprägt: Blut, das über den Kopf bis auf die Nase läuft, Hämatome im Schädel ...

Finn hatte seine Anfälle am häufigsten beim und nach dem Autofahren.

Eine andere Familie kam zu mir, ihre **7 Monate alte Tochter Lina** hatte viele kleine epileptische Anfälle, eigentlich ständig, mehrmals in einer Stunde. Eine Neurochirurgin wollte einen resektiven Eingriff machen, d. h. die anfallsauslösenden Zonen des Gehirns entfernen!

Auch hier war es so, dass die Mutter einen Unfall während der Schwangerschaft hatte, sie konnte in dieser Schrecksituation auch nicht mehr reagieren.

Es wurde Lina erklärt, sie muss es dabei natürlich nicht "verstehen". Es muss aber ausgesprochen werden, dass sie nicht weiter wegen der von der Mutter erlebten Situation diese Anfälle haben muss, dass nichts Schlimmes passiert ist und sie sich einfach entspannen kann.

Zwei Wochen später bekam ich einen Anruf, Lina hatte nur noch ganz selten einen kleinen Anfall. Die Eltern hatten daraufhin entschieden, den neurochirurgischen Eingriff nicht machen zu lassen. Dies wollten sie der Neurochirurgin bei ihrem nächsten Termin mitteilen. Linas Mutter hoffte, dass sie nicht gerade während dieses Termins einen Anfall hat.

Sie saßen im Sprechzimmer der besagten Ärztin, und in dem Moment, in dem sie zum ersten Mal die Kleine anschaute, hatte sie natürlich einen Anfall - weil es das war, was die Mutter sich vorgestellt hatte.

Ich erklärte der Mutter dieses Prinzip und riet ihr auch, sich und der Kleinen keinen Druck zu machen. Falls etwas noch nicht in Ordnung sei, solle sie sich melden. Was sie nicht mehr tat.

Es ist also klar, dass das Baby oder Kleinkind die Vorstellungen und Ängste der Mutter und auch des Vaters "übernehmen" und umsetzen kann.

In einem meiner Seminare in Südfrankreich erzählte mir ein teilnehmender Arzt, dass er eine Familie betreut hat, deren Baby

Fieberkrämpfe gehabt hat. Die Mutter war Krankenpflegerin, ihr Säugling war krank und sie maß das Fieber mit dem Thermometer im Po. In dem Moment, in dem die angezeigte Körpertemperatur 39° Grad erreichte, kam der Fieberkrampf.

Als Krankenschwester hatte die Mutter gelernt, dass Fieberkrämpfe ab einer Körpertemperatur von 39° Grad auftreten können. Die Gedanken der Mutter wurden sofort umgesetzt. Das Baby hatte vorher auch schon 39° Grad Fieber, hatte aber bis zu dem Zeitpunkt nicht gekrampft.

Fieberkrämpfe sind auch epileptische Anfälle. Fieber (ohne offensichtlichen oder bakteriellen) Grund zeigt sowieso immer an, dass eine Angst vorbei ist.

Ich hatte aber noch nie die Gelegenheit, einen Fieberkrampf zu ergründen und zu analysieren.

Absence

Obschon ich noch nie mit einem Patienten gearbeitet habe, der unter Absencen litt, so vermute ich sehr stark, dass nach den folgenden Themen zu suchen ist:

- Angst mit gleichzeitigem Berührungskonflikt, d. h. Angst, während man berührt wird und das aber nicht möchte, oder große Angst, während man einen Kontakt vermisst/verliert, den man gerne gehabt oder behalten hätte.
- Gefühl von Ohnmacht, sich nicht wehren können, nichts dagegen unternehmen oder etwas (Berührung oder Trennung) nicht verhindern können.
- Wunsch, sich zu isolieren, mit niemandem oder etwas zu tun zu haben, um nicht mehr zu leiden oder um nicht mehr reagieren zu können/zu müssen.

- Aus welcher Situation kann ich mich nur befreien, indem ich in Ohnmacht falle? Dadurch bekomme ich nichts mehr von dieser Berührung (oder der fehlenden Berührung, z. B. von der Mutter allein gelassen) mit.

  Die Lösung in dieser Stresssituation wäre die "Abwesenheit" gewesen, die Absence.

Die Absence findet dann später immer wieder statt, wenn man durch irgendwelche Umstände an die ursprüngliche Situation erinnert wird.

Tourette-Syndrom

Der Tick (mehr oder weniger ausgeprägtes Tourette-Syndrom) ist die Lösung für eine Stresssituation, in der man diese bestimmte Bewegung gerne gemacht hätte oder hätte machen müssen, aber nicht machen konnte.

Wenn Betroffene Stress haben, ist der Tick ausgeprägter, es ist praktisch unbewusst die Bewegung, die ihnen Erleichterung oder Entspannung geben kann/muss.

Dr. Sabbah: "Die Gefahr kommt von vorne (man sieht sie auf sich zukommen) und man kann nicht nach hinten ausweichen. Es gibt keinen konkreten Ausweg. Durch den Tick hat man die Illusion der Bewegung, die einen aus dieser ausweglosen Situation befreit hätte."

Beispiele:

1. Ein Junge entwickelte den Tick, mit den Fingern zu zucken und die Lippen dabei zu bewegen. Er war Linkshänder und damals wurde das vom Lehrer nicht toleriert. Jedes Mal wenn er sich anschickte, mit der linken Hand zu schreiben, musste er zur

Strafe den linken Arm vorstrecken und der Lehrer schlug ihm mit dem Lineal auf die Finger, er durfte die Finger nicht zurückziehen und auch nichts sagen, keinen Ton von sich geben. Diese in dieser Situation unmöglichen Bewegungen wurden zu seinem Tick!

2. Ein etwa 35-jähriger Mann hatte den Tick, dass er den rechten Arm immer nach oben und nach hinten warf, dabei dehnte er den Hals, indem er den Kopf nach links zog. Er war bei der Geburt nicht nur eingeklemmt gewesen, nein, seine Mutter hatte ihm erzählt, dass er die Nabelschnur um den Hals und um den rechten Arm gelegt hatte. In seinem Tick befreite er sich praktisch ständig von der Nabelschnur! Wenn er sich dessen bewusst wird, kann er es lassen.

3. Ein etwa zehn Monate altes Kind überstreckte sich in seinem Tick. Ganz plötzlich verkrampfte der Junge die Rückenmuskulatur und warf den Kopf in den Nacken. Dies rührte von einer Lumbalpunktion her, der man ihn als Baby aus irgendeinem Grund unterzogen hatte. Für die Punktion wird der Körper ganz rund gebeugt, der Tick bestand aus der befreienden Bewegung.

4. Die Mutter eines siebenjährigen Jungen (Marco) rief mich an und bat um einen Termin für ihren Sohn, ihr Sohn habe eine unheilbare Krankheit. Ich fragte sie, ob sie denn tatsächlich einen Termin möchte, wenn die Krankheit unheilbar ist. Ja, doch! Sie sagte dann, sie seien mit einem Spezialisten für das Tourette-Syndrom in München in Kontakt und der habe ihnen gesagt, er könne ihnen nicht helfen!

Wie sah sein Tick aus? Es gab mehrere Bewegungen: Manchmal nickte er ruckartig mit dem Kopf, ein anderes Mal drehte er den Kopf energisch nach links und rechts und machte Geräusche.

Während er die Zunge an den Gaumen drückte, versuchte er, seinen oberen Rachen (Nase-Rachen-Verbindung) zu reinigen, das machte ein Grunzgeräusch, fast so wie bei einem Schwein. (Die Kinder in der Schule waren grausam zu ihm.)

Der Tick begann, als er vier Jahre alt war, nach einem Krankenhausaufenthalt wegen Bronchitis. Dort wurde er unbewusst an das erinnert, was ihm als Neugeborenem widerfahren war.

Marco war abends gegen 22 Uhr geboren worden, es war eine sehr anstrengende Geburt für Mutter und Kind. Die Hebammen nahmen den Kleinen mit ins Säuglingszimmer, wollten sich um ihn kümmern, damit die Mutter die Nacht nutzen konnte, um sich zu erholen. Am anderen Morgen brachte man ihr den kleinen Marco wieder zurück, doch gleich ist ihr aufgefallen, dass er eine einseitige Mydriasis hatte, eine Pupille war deutlich größer (weiter geöffnet) als die andere. Das war am Abend vorher nicht so gewesen. Marcos Mutter fragte, was das denn sei und wo das denn herkomme. Man sagte ihr, dass es eine Folge der schweren Geburt sei, dass sich da im Nacken vielleicht etwas eingeklemmt habe ... Kurz danach sagte die Hebamme, dass man dem Kleinen Fruchtwasser über die Nase absaugen musste, eine sogenannte nasopharyngeale Absaugung war gemacht worden.

Dazu wird der Kopf weit nach hinten in den Nacken gelegt (daher das abrupte Nicken bei Marcos Tick), dann der Schlauch in die Nase gesteckt (daher der Versuch, mit dem Kopf nach links und rechts auszuweichen beim Tick) und der Schlauch wird den Rachen hinuntergeschoben, was ich mir höchst unangenehm vorstelle (daher dieser geräuschvolle Versuch, den Rachen zu säubern).

Ich brachte Marco dann in diese körperliche Haltung (den Kopf nach hinten, bis es sehr unangenehm wurde) – und da verstand er, dass sein Tick immer wieder ein Lösungsversuch für diese erlebte Stresssituation ist und jetzt aber keinen Sinn mehr macht ...

5. Elmar, etwa 40 Jahre alt.

Elmar blinzelte stark mit den Augen. Auf die Frage, wann er denn am liebsten die Augen zugemacht hätte und nicht gekonnt hat, antwortete er, dass er schon als Kind gern die Augen geschlossen hätte, dass er sich gewünscht hatte, tot zu sein. Er war verzweifelt, dass er es nicht hinbekam zu sterben.

Es war eine sehr emotionale Sitzung, es ging um seine Kindheit, die er ertragen musste und keine Lösung fand, keine Möglichkeit zu sterben.

Nach dieser Sitzung war der Tick stark vermindert, es blieben noch etwa 10 Prozent, wie er meinte. Er fühlte sich schon sehr wohl damit, ist aber doch zur zweiten Sitzung gekommen, weil auch dieses reduzierte Blinzeln seine Frau noch nervte. Also schauten wir, warum er seine Frau noch nerven musste, es war ein großes Vergnügen damit verbunden ...

Nach dieser zweiten Sitzung habe ich nichts mehr von ihm gehört.

Hirntumore

Als Gliome oder Glioblastome bezeichnet man allgemein die Tumore, die sich im Gehirn entwickeln, es sind Wucherungen der Gliazellen, die aus verschiedenen Zellarten bestehen, z. B. Astrozyten, Oligodendrozyten ... Die Astrozyten erfüllen im zentralen Nervensystem (Gehirn) die Funktion, die im peripheren Nervensystem von der Myelinscheide übernommen wird. Sie sorgen also dafür, dass die Informationen ungeheuer schnell weitergegeben werden.

Rudolf Virchow (19. Jahrhundert) gab diesem Gewebe, das aus Zellen mit Stütz- und Haltefunktion besteht, den Namen Glia (= Leim im Griechischen). Die Gliazellen stützen aber nicht nur die Nervenzellen, sie sind auch an der Verarbeitung, Speicherung und Weiterleitung von Informationen beteiligt.

Bemerkung: Die Stelle, an der das Glioblastom entsteht, hat natürlich auch eine Bedeutung. Wir wissen seit den Entdeckungen von Dr. Ryke Geerd Hamer, dass jeder biologische Stress - also der Stress, der eine Überlebensreaktion im Körper hervorruft -, auch jeweils die Aktivität eines genau definierten Gehirnareals verändert. Diese Veränderung ist auf einem Hirn-CT sichtbar, Dr. Hamer hatte diesbezüglich eine "Karte" erstellt, er hatte herausgefunden, welcher emotionale Stress wo im Gehirn seine Spuren hinterlässt.

Jede "Krankheit" wird in der Sekunde eines emotionalen Schocks ausgelöst. Die Natur dieses emotionalen Schocks bestimmt, welche Krankheit in diesem Moment ausgelöst wird, d. h. welches Organ reagiert. Es gibt eine Unveränderlichkeit im Zusammenhang zwischen Symptom und dem dazugehörigen emotionalen Erleben und der Stelle im Gehirn, die reagiert.

Die möglichen Stressempfindungen, die eine Reaktion der Gliazellen mit sich bringen, sind folgende:

- Ich überlege und überlege, finde aber keine Lösung, und hierbei fehlt es mir an Unterstützung, Hilfe und/oder Versorgung.
- Ich bin unfähig, Pläne und Projekte zu erstellen. Diese Pläne und Projekte brauchen Unterstützung, müssen genährt werden.
- Ich muss schnell eine intellektuelle Lösung finden ...

Zunächst bauen sich die Gliazellen ab, da sie quasi versagt haben. Was nichts taugt, wird abgebaut.

Das Glioblastom entsteht dann, nachdem dieses Problem gelöst oder vorbei und nicht mehr wichtig ist. Die Gliazellen bauen sich dann wieder auf, und man beobachtet, dass sich die Gliazellen an der betroffenen Stelle verdichten und wuchern. In diesem Areal sammelt sich dann bei der Untersuchung vermehrt Kontrastmittel an.

Beispiel eines Astrozytoms

Bei den Astrozyten spielt die Schnelligkeit der Nervenweiterleitung eine Rolle – wie bei der Myelinschicht im peripheren Nervensystem.

Ich muss ganz schnell eine Lösung finden. Ich muss schnell überlegen und entscheiden, ich darf mich nicht irren.

Ludwig, damals 46 Jahre, Astrozytom im Großhirn vorne rechts, bereits einige Male operiert (Rezidive).

Diese Stelle im Gehirn bedeutet, dass Ludwig einen Riesenstress gehabt haben muss wegen etwas, was auf ihn zukam, und dass er ganz schnell eine Lösung dafür finden musste.

Ludwig ist Architekt und jedes Mal, wenn er zu einem bestimmten Datum (Deadline) ein Projekt abliefern musste, hatte er unglaublichen Stress und ihm wollte nichts einfallen, er hatte keine Ideen. Je näher das Datum kam, umso schlimmer wurde es. Manchmal fiel ihm dann doch noch etwas ein und er konnte ein Projekt abgeben, manchmal fiel ihm aber auch nichts ein. Immer wenn das Ultimatum vorbei war, immer wenn der Stress vorbei war, wuchs das Astrozytom.

Ludwig war nach diesen mehrmaligen Operationen im Gehirn in einem sehr schlechten Zustand, als er im intensiven Therapieatelier ankam. Er konnte nicht alleine gehen, fast nicht mehr sprechen. Seine Frau war bei den Therapiestunden dabei, da sie ihn noch am ehesten verstehen konnte.

Er erinnerte sich an eine extreme Stresssituation, die er als Kind erlebt hatte:

Etwa zehn Jahre alt war er, als er während der Osterferien bei seinem Großvater in Ferien war. Sein Großvater war als junger Mann aus Italien nach Luxemburg eingewandert. Es klingelte an der Tür und Ludwig ging mit seinem Opa an die Haustür, dort standen die Zeugen Jehovas und er hörte unter anderem, dass sie den baldigen Weltuntergang für den 31. Mai ankündigten. Der Opa nahm das für bare Münze und geriet in Panik, sofort lief er nach oben und packte seine Koffer, da er vor dem Weltuntergang noch nach Italien wollte, um dort einiges zu regeln ... Der Junge hörte, sah und glaubte das ...

Schließlich handelte es sich hier um das allerschlimmste Ultimatum, den Weltuntergang. Und was kann man da schon für eine Lösung finden?

An dieses Ultimatum wurde er unbewusst immer erinnert.

Am fünften Tag des Ateliers ging es ihm schon deutlich besser, er konnte alleine laufen, sprechen und sogar mit der Gruppe singen.

Beispiel eines Glioms/Glioblastoms im Kleinhirn

Dieser Mann war keiner meiner Patienten, er suchte einen Kollegen auf, der mich dann im Vorfeld fragte, was ich dazu sagen könne, was hinter einem Gliom im Kleinhirn wohl stecken könne. Ich dachte nach: Der Mann muss einen großen Stress erlebt haben, bei dem es ihm an Unterstützung gefehlt hat, um sich vor einem Angriff zu schützen. Vielleicht hat er Hilfe gebraucht, nachdem man seine Person verunglimpft hatte ... (dies sind die Themen, auf die das Kleinhirn hindeutet). Das Gliom wächst, wenn dieser Stress vorbei ist.

Einige Zeit danach rief mich der Kollege an, er hatte inzwischen den Patienten gesehen, der ihm erzählt hatte, dass er angezeigt und in Untersuchungshaft genommen worden war. Verzweifelt hat er nach einem Anwalt gesucht, der ihn da rausholen würde. Das hat etwas gedauert, aber als es dann so weit war und er wieder nach Hause konnte, hat das Gliom begonnen zu wachsen.

Ich weiß nicht, wie es bei ihm weitergegangen ist. Theoretisch bildet sich das Gliom zurück, wenn man sich den emotionalen Stress vergegenwärtigt, der sich dahinter verbirgt. Die Schwellung im Gehirn geht zurück.

Eine Hirnoperation dagegen wird immer sehr dramatisch vom Patienten erlebt und biologisch auch als Attacke gegen die "Schaltzentrale" erlebt. Daraus können in der Folge epileptische Anfälle entstehen, man ist während der Operation bei Bewusstsein, wird angegriffen und kann sich nicht wehren (siehe Kapitel über Epilepsie).

Beispiel eines Glioblastoms im Stammhirn

Janina war fünf Jahre alt, als bei ihr dieser inoperable Tumor im Stammhirn diagnostiziert wurde. Man hatte sie bestrahlt, der Tumor war zurückgegangen, man hatte jedoch den Eltern Angst gemacht, dass er wieder wachsen könne ...

Da hört Janinas Mutter vom Biologischen Dekodieren, das in Belgien schon sehr bekannt ist. Janinas Eltern waren inzwischen getrennt, die Bedingung für einen Termin war aber, dass beide Eltern dabei sind.

Wenn das Stammhirn betroffen ist, heißt das, dass es um lebenswichtige, ja überlebenswichtige Dinge ging. Wahrscheinlich war der Stress gewesen, dass man (wahrscheinlich ein Elternteil) sich nicht unterstützt gefühlt hat, was die Versorgung oder die überlebenswichtige Ernährung anging.

Kinder äußern oft durch ihre Krankheiten den Stress, der von Mutter oder Vater erlebt wurde, dies ist besonders der Fall, solange das Kind noch nicht sechs Jahre alt ist.

Hier in diesem Fall war es so, dass Janinas Vater während der Schwangerschaft arbeitslos war und sich auch gar nicht bemühte, eine Arbeit zu finden. Er hatte kein Einkommen, die Mutter arbeitete und musste wegen der Schwangerschaft auch kürzertreten. Es war akuter Geldmangel vorhanden und die Mutter ärgerte sich fürchterlich über ihren Partner, der keine Anstalten machte, in die Gänge zu kommen. Die Mutter: "Wir hatten kaum Geld und manchmal mussten wir tagelang nur Reis oder Nudeln essen, weil wir kein Geld hatten, etwas Frisches zu essen zu kaufen. Das änderte sich auch nicht, als das Kind da war. Die Ernährung war sehr schlecht und als Janina sechs Monate alt war, habe ich sie zu meiner Mutter gegeben, damit sie dort wenigstens abwechslungsreich und gesund ernährt werden konnte. Vier Monate später habe ich dann Janinas Vater verlassen und bin auch zu meinen Eltern gezogen, um bei meiner Tochter zu sein und keine Miete mehr zahlen zu müssen." Janinas Vater konnte dann die Wohnung nicht alleine halten und zog zurück zu seinen Eltern. Jedes zweite Wochenende war Janina bei ihrem Vater oder besser gesagt bei den Großeltern väterlicherseits, damit sie doch auch ihren Vater sehen konnte. Als sie fünf Jahre alt war, sagte der Vater ihr, dass sie ihn das nächste Mal bei ihm in seiner neuen Wohnung besuchen wird! Der Vater war endlich zur Vernunft gekommen, hatte Arbeit gefunden, verdiente nun Geld und konnte sich eine Wohnung leisten. Das war die Lösung! Das Glioblastom wuchs ...

Beide Eltern verstanden, woher alles gekommen war, und es war klar, dass es keinen Rückfall mehr geben würde. Das ursprüngliche Problem war identifiziert, die daran gebundenen Emotionen waren wieder kontaktiert worden, der ursprüngliche Stress war ein für alle Mal vorbei und würde auch nicht wiederkommen.

Beispiel Hirntumor bei 25-jähriger junger Mutter, nennen wir sie **Zoé.**

Eine einzigartige Geschichte: Dieser jungen Frau war schon mehrfach ein immer wieder wachsender Tumor entfernt worden, bei der letzten Operation hatte man ihr den Gesichtsnerv (Facialis) verletzt, so dass sie nun auch noch eine Gesichtslähmung hatte. Der Tumor wuchs immer wieder neu "hinter dem Ohr, zwischen Ohr und Kleinhirn". Er war undefinierbar, man hatte schon eine Biopsie in die USA geschickt, auch dort wusste man nichts Genaueres dazu zu sagen. Der erste Tumor hatte sich an dieser Stelle nach der Geburt der Tochter entwickelt, die Kleine war nun fast ein Jahr alt.

Auch diese junge Frau kam in ein intensives Therapieatelier in Belgien, sie stand an erster Stelle auf der Warteliste. Sie bekam glücklicherweise ihre Chance, nachdem ein anderer meiner Patienten am ersten Tag geflüchtet war. Sie wurde also angerufen, dass ein Platz frei sei. Ihr Mann musste sich freinehmen, um mit der Tochter auch vor Ort sein zu können. Im ersten Moment schien mir das noch verständlich. So kam sie dann am zweiten Tag morgens an. Sie hatte vorher schon ein paar Therapiesitzungen bei einer anderen Therapeutin gehabt, wo sie versucht hatte, die Gründe für den Tumor zu finden und zu lösen. Da ich ihre Geschichte aber noch nicht kannte, musste sie mir dann erst alles noch einmal erzählen, und am Abend ihres ersten Tages wollte sie auch wieder nach Hause, das würde sowieso nichts bringen, das habe sie ja schon alles mit der anderen Therapeutin erörtert ...

Zum Glück konnten wir sie überreden, doch zu bleiben, denn es gab - wie ich dann herausfinden sollte - einen ganz anderen Grund, warum sie wieder nach Hause wollte. Ich beobachtete, dass Zoés Mann zu jedem Pausenbeginn mit der kleinen Tochter vor der Tür stand, sie nahm das Kind sogleich auf den Arm und übergab es ihrem Mann erst wieder, wenn die Pause vorbei war und wir in die kleinen Gruppen gingen, um weiterzuarbeiten.

Als die Mutter hochschwanger mit Zoé war, hatte ihre Hündin geworfen, die Welpen brachten zu Hause doch einiges in Unordnung, sie machten viel Arbeit und waren noch nicht alle ganz sauber. Als sie dann zur Geburt in die Klinik ging, sagte sie ihrem Mann, er solle die Hunde ins Tierheim bringen, ihr sei es lieber, wenn sie nicht mehr da seien, wenn sie mit dem Baby nach Hause komme. Der Mann brachte die Hunde ins Tierheim und als die Mutter nach Hause kam, waren ALLE Hunde weg, auch ihre Hündin! Sie hat sich furchtbar aufgeregt und schickte ihren Mann zum Tierheim, um die Hündin wieder nach Hause zu holen. Sie war aber dort schon eingeschläfert worden (zu alt, um noch vermittelt zu werden).

Zoé bekommt also hier die Prägung, dass, wenn das Kind auf der Welt ist, das Kind vom Vater weggebracht und die Mutter getötet werden wird!

Nach der Geburt ihrer Tochter hatte sie also vollkommen unbewusst Angst, getötet zu werden, und musste zu ihrem eigenen Schutz diesen Tumor entwickeln, damit keine Todesspritze ins Stammhirn gesetzt werden konnte. Sie hatte selbst einmal miterlebt, dass ein Hund eingeschläfert wurde, und der Tierarzt hatte damals die Spritze direkt in den Nacken des Tieres gesetzt.

Gleichzeitig hatte sie Angst – und diese Angst war weniger unbewusst –, dass ihr Mann das Kind wegbringen könne, so wie er die Welpen weggebracht hatte. Diese Angst konnte sie nun zugeben, auch dass sie deswegen am liebsten am ersten Tag abends wieder nach Hause gefahren wäre, sie konnte es kaum ertragen, während der Therapiestunden ihrem Mann das Kind zu überlassen.

Ihr wurde dann klar, dass sie keine Angst mehr haben musste, die Todesspritze gesetzt zu bekommen, und dass ihr Mann die Tochter auch sehr liebt und sie niemals weggeben würde.

Der Tumor hat sich zurückgebildet und ist ganz verschwunden, sie hat alle medizinischen Untersuchungen machen lassen, die dies bestätigten.

Ältere Dame nach dem Tod der Mutter, **Helga, 67 Jahre alt.**

Helga war halbseitig gelähmt, als sie mit ihrem Mann in die Praxis kam. Die Symptome hatten nach dem Tod ihrer 93-jährigen Mutter begonnen. Auf dem Hirn-CT war ein "Tumor" in der rechten Hirnhälfte zu sehen. Die Folge war eine halbseitige Lähmung links. Für die Rechtshänderin ist die linke Seite die Mutter/Kind/Seite.

Es kann zu solch einer Diagnose kommen, wenn ein Konflikt oder eine Stresssituation (mit ihren Folgen) sehr lange angehalten hat, manchmal Zwischenlösungen erlebt hat, die das Zentrum des Hamerschen Herdes auf den Scanner-Bildern ziemlich dicht und mit Kontrastmittel angereichert weiß erscheinen lassen. Wenn sich eine definitive Lösung des Problems ergibt, hier durch den Tod der Mutter, verstärkt sich diese Symptomatik und es kommt zu motorischen Ausfällen.

Helga war drei Jahre alt, als ihre Mutter Zwillinge zur Welt brachte. Vor dem Zweiten Weltkrieg und ohne die heutigen Errungenschaften (Waschmaschine, Wegwerfwindeln ...) hatte die Mutter alle Hände voll zu tun und es musste sich viel mit den Zwillingen beschäftigt werden. Helga verbrachte dann viel Zeit bei ihrer Oma (mütterlicherseits), die genau gegenüber wohnte. Die Oma sagte zu ihr - so hat Helga es zumindest in Erinnerung behalten: "Weißt du, deine Mama hat nun die Zwillinge viel lieber als dich, bleib du hier bei mir!" Von da an war Helga bei der Oma, sie schlief dort, besuchte dann ab und zu die Mutter und ihre Geschwister ...

Helga hat immer gefühlt, dass die Zwillinge bevorzugt wurden, auch später hat der Bruder alle Geldunterstützung bekommen, die Schwester wurde Nonne, das war sowieso die Allerbeste! Der

Bruder wohnte weit weg und wenn er mal nach Hause kam, war es ein Fest für die Mutter. Helga hat mit ihrem Mann ein Haus neben der Mutter gebaut, hat alles für die Mutter erledigt, sie fuhr einkaufen, putzte usw., aber das wurde von der Mutter überhaupt nicht gesehen. Erst der Tod der Mutter hat dieses Problem endgültig beendet!

Ich besuchte Helga zu Hause und erst bei der vierten Sitzung erzählte Helga mir, dass sie sich auch um ihre Schwiegermutter gekümmert habe, sie lebte bei ihr und ihrem Mann bis zu ihrem Tod mit 67 Jahren. Nach einem Schlaganfall war auch sie linksseitig gelähmt gewesen. Helga meinte dann, sie hätte sich mit mehr Liebe um sie kümmern müssen, sie hätte freundlicher zu ihr sein müssen und dass sie "zur Strafe" auch nicht älter werden würde als 67!

Als wir darüber sprachen, fehlten Helga noch zwei bis drei Wochen bis zum 68. Geburtstag. Wir redeten darüber, sie machte Pläne für die Zeit danach ...

Zwei Tage später ist Helga aber doch in der Nacht an akutem Lungenödem verstorben!

Helga war nicht die Einzige, die sich auf diese Art und Weise den Tod selbst "programmiert" hat.

– "Placebo-Operationen" bei Patientin mit Gehirntumor.

Der Bruder dieser Patientin hatte meine Seminare besucht und wollte dann einen Termin für seine Schwester vereinbaren, die nun schon wiederholt wegen eines immer wieder wachsenden Glioblastoms operiert worden war. Er begleitete sie zu ihrem Termin, da die Schwester nach diesen Hirnoperationen kognitiv doch etwas eingeschränkt war.

Wir suchten nach den jeweiligen Auslösern und auch nach den Prägungen, fanden jedoch nichts. Erst nach dem Termin schrieb mir der Bruder per E-Mail, dass er sehr wohl verstanden hatte, worum es ging, er wollte das alles aber nicht vor seiner Schwester sagen.

Die Schwester ist das jüngste von vier Kindern. Der Vater verfolgte zu dieser Zeit ein Riesenprojekt und suchte nach Investoren, die hohe Summen in sein Projekt fließen lassen sollten. Er traf sich mit möglichen Geldgebern und überließ einigen von ihnen auch seine Frau, damit sie sich mit ihr vergnügen konnten, um ihnen auch auf diese Weise das Projekt schmackhaft zu machen.

Auf diese Art und Weise wurde die Patientin gezeugt. Die Mutter wusste letztendlich nicht, wer der Vater der Patientin war, sie glich auch ihren Geschwistern überhaupt nicht.

Die Patientin wurde also gezeugt mit der unbewussten Prägung, dass alles dafür getan werden musste, damit das Projekt des Vaters realisiert werden und Früchte tragen konnte. Sie war die Einzige unter den Geschwistern, die später dann auch in das Riesengeschäft des Vaters eingestiegen ist.

Immer wenn es Stress im Geschäft gegeben hat - es musste immer noch vergrößert werden -, reagierte die Patientin mit einem Glioblastom, jeweils nachdem der Stress gelöst worden war.

Sie war in der Vergangenheit mehrfach auf die Philippinen geflogen, um sich dort einer energetischen Operation zu unterziehen, es wurde sich intensiv darauf vorbereitet und dann wurde mit bloßen Fingern ihr Tumor "wegoperiert" - mit Erfolg.

Der Bruder war aber nicht bereit, seiner Schwester von den Umständen ihrer Zeugung zu erzählen. Einige Monate danach ist die Patientin dann leider verstorben.

Placebo kommt von dem lateinischen Wort "placere" und das heißt "gefallen". Das Projekt sollte den möglichen Geldgebern gefallen, damit sie bereit waren, darin zu investieren.

Schlaganfall

Der “Schlaganfall” wird in den meisten Fällen durch ein Ödem hervorgerufen, das sich an einer bestimmten Stelle des Gehirns entwickelt, nachdem eine Stresssituation gelöst ist. Wir sprechen von einem “Heilungsödem”, das die betroffenen Hirnregionen für eine gewisse Zeit außer Gefecht setzt.

Sehr viele Schlaganfälle werden in der Schulmedizin als Gehirnblutung bezeichnet, die sie aber nicht unbedingt sind. Als Ursache wird oft ein zu hoher Blutdruck genannt. Da gibt es aber keinen direkten Zusammenhang.

Die dunkle Stelle, die im Gehirn zu sehen ist, wird automatisch als Blutung angesehen, da man nicht an ein Ödem im Gehirn denkt.

Beispiel: Diagnose Schlaganfall bei 26-jährigem Mann, Oliver.

Plötzlich treten Kopfschmerzen auf und er kann fast nichts mehr sehen. Sofort kommt er in die Notaufnahme der Klinik. Man macht ein Hirn-CT mit Diagnose Schlaganfall in der Sehrinde. Dies geschieht freitags. Montags besuche ich ihn, um ihn zu beruhigen, die Symptome waren größtenteils schon wieder verschwunden.

Die Frage ist also: Was haben Sie denn vorher erlebt? Es muss eine Stresssituation gegeben haben, es gibt zwei Möglichkeiten:

1. In dieser Situation haben Sie entweder jemanden nicht mehr gesehen oder aus den Augen verloren.
2. In dieser Situation haben Sie einen Schlag bekommen, den Sie nicht haben kommen sehen - oder Angst, einen Schlag zu bekommen ...

Er findet die Situation sofort: Mit seinen Kumpels war er eine Woche zuvor in London bei einem Fußballspiel. In den Metrogängen war viel Betrieb und Oliver hörte Krawall irgendwo hinter sich. Alle gehen weiter und plötzlich stößt jemand ihn von hinten eine Rolltreppe hinunter. Oliver fällt, kann sich aber nach ein paar Metern aufrappeln, schaut nach oben und sieht einen Polizisten, der sich wohl vergewisserte, dass er nicht verletzt war. Es war ihm aber weiter nichts passiert und er konnte den Weg zum Stadion fortsetzen. Er bestätigt mir, dass er keinen Stress damit gehabt hat, obwohl er dadurch seine Freunde (aus den Augen) verloren hatte. Er kannte den Weg zum Stadion und sie hatten dort nummerierte Plätze.

Die Ärzte hatten Oliver schon ordentlich Angst vor weiteren “Schlaganfällen” gemacht. Nun sei er erst 26 Jahre alt, er sei anfällig für Schlaganfälle, er könne jederzeit wieder betroffen sein, er müsse sein Leben lang blutverdünnende Medikamente einnehmen ... Oliver konnte diese Angst ablegen, nachdem er verstanden hatte, was ihm passiert war und aus welchem Grund.

Beispiel: Diagnose Schlaganfall bei 34-jähriger Frau im 8. Schwangerschaftsmonat, Elisabeth.

Elisabeth wird morgens wach, kann nicht mehr sprechen und ihren rechten Arm nicht mehr bewegen. Panik, sofort in die Klinik, Notaufnahme. Untersuchungen, Schlaganfall, d. h. Ödem in der linken Hemisphäre, das Sprachzentrum und die Stelle für die Armmotorik sind betroffen.

Elisabeths Mann ist ein guter Bekannter, den ich nach seinem Besuch bei seiner Frau in der Klinik zufällig treffe. Er erzählt mir, dass sie einen Schlaganfall erlitten habe. Ich frage nach den genauen Symptomen. “Also muss Elisabeth einen großen Schreck (Stressthema des Kehlkopfes) bekommen haben und in der Situation irgendwie unfähig gewesen sein, den rechten Arm zu gebrauchen, wie sie gewollt hätte ...”

Ihm fällt augenblicklich die Situation ein. Seine Frau saß im Auto neben ihm auf dem Beifahrersitz, sie waren auf der Vorfahrtsstraße, als ein Autofahrer an einer Kreuzung das Stoppschild nicht beachtet hat und von rechts auf die Vorfahrtsstraße und somit auf Elisabeth zufuhr. Sie erschrickt und schlägt ihren rechten Arm über ihren hochschwangeren Bauch, so als könne sie auf diese Art und Weise ihr Kind schützen!

Später erzählt mir Elisabeth, dass es für sie ein Riesenschreck war und dass die Angst, sich wieder ins Auto zu setzen, sie über zwei bis drei Wochen begleitet hat. Als die Angst dann weg war, kam der "Schlaganfall".

Man hatte Elisabeth gesagt, dass man sie leider (in Wirklichkeit war es ihr Glück) nicht operieren könne, da sie hochschwanger sei und dass die Geburt ihres Kindes nur per Kaiserschnitt möglich sei, sie könne bei einer normalen Geburt durch das Pressen einen erneuten Schlaganfall erleiden! Nachdem wir über die Stresssituation geredet haben und Elisabeth verstehen konnte, warum ihr das passiert war, erholte sie sich schnell, das Ödem im Gehirn hat sich aufgelöst. Und ihr Kind hat sie dann doch auf natürlichem Wege geboren.

Beispiel: Diagnose Schlaganfall bei 59-jährigem Mann, Manfred.

Manfred kam mit einer linksseitigen Lähmung zu mir in die Praxis.

Es war vorher viel passiert in seinem Leben. Mit 15 Jahren schwängert er seine 14-jährige Freundin Lilli. Dieser Fötus wurde etwa in der 20. Schwangerschaftswoche abgetrieben, die Mutter fuhr mit der 14-jährigen Tochter zur Abtreibung nach Schweden. Anschließend gab es für das Mädchen Hausarrest, die Teenager durften sich nicht mehr sehen, Manfreds Eltern hatten sich mit Lillis Eltern besprochen und hatten ihren Kindern gesagt, dass der jeweils andere nichts mehr von ihm/ihr wissen wolle.

Manfred heiratet später eine andere und die Scheidung ließ nicht lange auf sich warten. Mit etwa 30 Jahren sind Lilli und Manfred wieder zusammengekommen, haben später dann auch geheiratet, aber nie gemeinsame Kinder bekommen.

Manfreds Freund hatte mit Mietshäusern viel Geld verdient, so dachte er sich, auch in dieses Geschäft einzusteigen, um für den Lebensabend vorzusorgen. Er kaufte Mietshäuser, aber es entpuppte sich als sehr schwierig: Die Mieter zahlten nicht, aber er konnte sie nicht aus den Wohnungen kriegen. Manche verursachten Schäden, die er beheben und bezahlen musste.

Kurzum: Er stand kurz vor der Insolvenz, da er seine Kredite nicht mehr bedienen konnte. In dem Moment hat er seinen Schlaganfall, den er nur knapp überlebt hat. So hat er sich aus der Affäre gezogen, seine Frau, die sich in diesem Immobiliengeschäft nicht auskannte, musste einen Verwalter beauftragen, der sich darum kümmerte, die Insolvenz wurde schließlich beantragt und in die Wege geleitet. Manfred hatte nach dem Schlaganfall einen "bleibenden Knoten" im Gehirn: Er konnte nicht mehr mit Zahlen umgehen, er verwechselte z. B. die 1 und die 8. Hatte er doch nicht achtgegeben! Er spricht von einem "Kopfschuss", den er hatte, wenn er den Schlaganfall meint. "Aber als ich die Häuser kaufte, konnte ich doch nicht wissen, dass die Gesetze geändert werden würden, so dass man eine Immobilie nicht gleich wieder abstoßen kann!"

Zwei Wochen vor dem Schlaganfall war seine Mutter gestorben. Dadurch hatte sich ein ganz altes Problem ebenfalls gelöst: Gegen Ende des Krieges war seine Mutter vertrieben worden, ihr Mann war im Krieg und kam auch nach Ende des Krieges nicht (gleich) nach Hause. Sie kam mit ihren zwei Kindern in einer kleinen Wohnung in Berlin unter. Es entwickelte sich eine Beziehung zwischen ihr und dem Vermieter, welcher Natur diese Beziehung genau war, konnte Manfred nicht sagen. Aus dieser Beziehung entstand er auf jeden Fall.

Es war sehr wahrscheinlich schon die Hoffnung seiner Mutter, dass ihr Mann nicht aus dem Krieg zurückkehrt, aber dann kam er doch aus der Gefangenschaft nach Hause und seine Frau war hochschwanger! Manfred war kein erwünschtes Kind, die Familie ist zwar zusammengeblieben, aber Manfred wurde in allem benachteiligt. So hatte er als Erwachsener einige Jahrzehnte keinen Kontakt zu seiner Mutter. Kurz vor ihrem Tod benachrichtigte ihn sein Halbbruder und Manfred ist den weiten Weg zu seiner Mutter gefahren und hat sich mit ihr ausgesprochen.

Manfred bekam also die Prägung, dass es wichtig ist, dass die Menschen eine Wohnung haben, dass er sie ihnen besorgt (wie sein leiblicher Vater), diesem Umstand verdankt er seine Zeugung, seine Existenz.

Seine Frau sagte mir, dass er eine Thrombose im Gehirn erlitten habe (weißer Schlaganfall in der Schulmedizin). Das passt auch insofern, da Blut für die Familie steht, d. h. dass es in einer Situation besser gewesen wäre, wenn die Familie sich aus der Suche nach einer Problemlösung (die Abtreibung in jungen Jahren) rausgehalten hätte.

Auch hier kam es zu dieser Thrombose erst, nachdem die Stresssituation gelöst war. Entweder durch die Aussprache mit seiner Mutter oder durch ihren Tod.

Beispiel: Dr. Claude Sabbah, damals 61 Jahre alt.

Dr. Claude Sabbah hatte genau zwei Wochen vor Beginn des x-ten Prozesses gegen ihn einen Schlaganfall.

Die französische Ärztekammer hatte schon jahrelang gegen ihn als Arzt prozessiert, denn seine Art und Weise, Patienten zu helfen, brachte die Ärztevereinigung gegen ihn auf. Diese Prozesse hatte er allesamt gewonnen und war anschließend freiwillig aus der Ärztekammer ausgetreten.

Dann hat man eine Anklage gegen ihn als "Sektenguru" erhoben (mit acht Anklagepunkten, darunter z. B. unlautere Werbung). Daraufhin hatte Claude in Vorbereitung auf diesen Prozess drei Leute beauftragt, die Wissenschaftlichkeit seiner Arbeit zu untermauern, zwei davon sind aus verschiedenen Gründen abgesprungen, so blieb nur noch ein Neuropsychiater, der ihm seine Hilfe zugesagt hatte und den Claude zwei Tage vor seinem Schlaganfall aufgesucht hat. Dieser meinte, dass es kaum eine Chance gebe, da er allein zu wenig Zeit gehabt habe, die wissenschaftliche Basis zu liefern.

Durch den Schlaganfall war Claude halbseitig gelähmt und dadurch erst einmal nicht prozessfähig. Alle paar Wochen kam dann später die Gendarmerie in die Reha, um sich zu erkundigen, ob er prozessbereit sei ... Das war für den Genesungsprozess natürlich nicht sehr förderlich.

Später konnte ich in einem Telefonat mit ihm erfahren, dass der "Schlaganfall" im Thalamus stattgefunden hatte. Der Thalamus hat als Stressthema, dass man falsch abgeurteilt wird bzw. sich total falsch beurteilt oder verurteilt fühlt. Da er hörte, dass er im Prozess kaum Chancen haben würde, hat er sich durch seinen Schlaganfall auch erst einmal aus der Affäre gezogen.

Seine Anwälte haben aber auch diesen jahrelangen Prozess letztendlich für ihn gewonnen.

Ruptur eines Aneurysmas

Ich denke, dass es sehr schwer ist nachzuweisen, dass tatsächlich ein Aneurysma geplatzt ist. Wie gesagt, interpretiert man die dunkle Stelle im Gehirn meist als Blutung.

Es gibt allerdings auch echte Aneurysmen, also Ausbuchtungen oder Erweiterungen von Blutgefäßen. Die Gefäßwand gibt nach und beult aus.

Die verschiedenen Stressempfindungen, die sich dahinter verbergen können:

- Meine Familie (Blut) setzt mich unter Druck, was meine/ihre Projekte und Pläne (die sind im Kopf) angeht, ich möchte nicht nachgeben, muss aber.
- Ich muss/möchte mich ständig gegen die Meinungen und Ideen meiner Familie (des Clans oder dessen Oberhauptes) durchsetzen oder behaupten. Ich kann intellektuell oder mit meinen Argumenten nicht dagegenhalten.
- Ich verstehe nicht (Kopf, Gehirn), warum ein Familienmitglied (Blut) von Zuhause weggegangen (Arterie) ist oder warum es nicht mehr nach Hause kommt (Venen).
- Der Druck wird unerträglich und es muss eine Lösung her, um dem Druck zu entgehen, zu entkommen. Die Ruptur eines Aneurysmas ist sehr gefährlich und der Tod kann dann als allerletzter Ausweg angesehen werden.

Beispiel: Eine Ärztin in meinen Seminaren erzählte das Beispiel einer Mutter, die entgegen der Meinung aller anderen Familienmitglieder darum kämpfte, dass ihr Sohn, der etwas entwicklungsverzögert war, in eine bestimmte Schule eingeschult werden konnte. Als sie es geschafft hatte, hat sie kurz danach eine Ruptur eines Aneurysmas gehabt, die sie aber noch überlebt hat.

Beispiel unseres Bernhardiners: Hunde teilen, spiegeln oder "übernehmen" den Stress ihres Herrchens oder Besitzers. Unsere Haustiere leben in einer Abhängigkeit von ihrem (gesunden) Besitzer. Sie "opfern" sich praktisch und bekommen/entwickeln die

Krankheit oder das Symptom anstelle ihres geliebten und sie liebenden Besitzers, damit er verschont bleibt.

Wir hatten vor vielen Jahren einen Bernhardiner, es war eigentlich der Hund meines Mannes. Zu der Zeit hatte mein Mann eine Klaustrophobie entwickelt, ausgelöst in Frankreich bei der Besichtigung einer Grotte. In ein Flugzeug wollte er zu dem Zeitpunkt auch nicht steigen, da man dort kein Fenster oder keine Tür öffnen konnte.

Nach einigen Jahren wollten unsere Kinder (und ich auch) dann noch einmal in Urlaub fliegen. Wir hatten die Gründe für seine Phobie schnell gefunden, er arbeitete aber mit einer Kollegin an dem Thema. Im April sagte er mir dann, dass es okay sei und ich könne den Flug und den Urlaub buchen. Das tat ich dann, wir wollten nach Griechenland.

Als der Tag der Abreise näher und näher rückte, merkte ich, dass mein Mann sehr gestresst war. In der Nacht vor Urlaubsantritt hat er kaum geschlafen. Wir fuhren zum Flughafen und dort angekommen sagte ich ihm, dass er vor der Kofferaufgabe entscheiden müsse, ob er mitfliege oder nicht. Ich habe mal einige Stunden im Flugzeug auf den Start warten müssen, weil ein Passagier, dessen Koffer im Flugzeug war, nicht an Bord gekommen war. Der Koffer musste gefunden und ausgeladen werden – es hätte eine Bombe drin sein können ...

Mein Mann sagte dann, dass er nicht mitfliege. Die Kinder haben geweint, ich war wütend und habe folglich allein mit den drei Kindern die zwei Wochen Ferien in Griechenland verbracht.

Er holte uns bei der Heimkehr vom Flughafen ab und am nächsten Morgen lag der Hund tot auf seiner Matratze. Er war putzmunter und gesund gewesen. Wir haben es nicht untersuchen lassen, aber überall hörte ich damals von Aneurysmen, im Radio, im Seminar haben die Teilnehmer nicht lockergelassen, es kamen jede Menge Fragen zum Aneurysma ... Da war mir klar, dass der

Hund meinem Mann das Leben gerettet hatte. Mein Mann hatte den Druck der Familie gespürt, was den Urlaubsplan anging, und konnte dem Druck nicht mehr standhalten, hatte sein Okay gegeben ...

Kurz danach war auch seine Phobie vorbei und wir konnten wieder fliegen.

Tinnitus

Beim Tinnitus ist es so, dass es für den Betroffenen unerträglich ist, nichts mehr zu hören. Das Gehirn muss etwas, ein Geräusch, produzieren, damit es nicht ganz still ist. Die schlimmste Stille ist die Totenstille! Wenn z. B. nach dem Tod des Fötus keine Herztöne mehr zu hören sind und eine Totgeburt eingeleitet werden muss. Darum geht es.

Beispiel: Ein Mann findet seinen Vater tot auf. Der Vater hatte sich zum Mittagsschlaf hingelegt und als er nicht wieder herunterkam, ging der Sohn nach oben, zunächst rief er nach seinem Vater - keine Antwort! Der Stress begann, als nach dem erneuten Rufen keine Antwort kam. Es blieb still. Er berührte und schüttelte den Vater und musste feststellen, dass er tot war. Der Tinnitus begann und verstärkte sich nun, da er selbst auf das Alter zuging, in dem sein Vater gestorben war.

Der Tinnitus zeigt einem auch, dass man "sich" noch hört, dass man noch lebt. In diesen speziellen Fällen wird unbewusst abgespeichert, dass man noch lebt, solange man etwas von einem hört. In den Familiengeschichten findet man Vorfahren, von denen man "lange nichts gehört" hatte, z. B. Männer, die an der Front waren oder später im Krieg vermisst wurden. Die Angehörigen lebten in der ständigen Angst, dass derjenige nicht mehr lebt.

Ein Seminarteilnehmer verstand seinen Tinnitus und sogleich hat er ihn abgestellt: Dieser Mann "hörte" ein ständiges Piepsen in seinen Ohren. Als Elektriker hatte er vor vielen Jahren einen heftigen Stromschlag abbekommen, er wurde ins Krankenhaus auf die Intensivstation gebracht. Das Piepsen der Apparate (sein Puls) war die Bestätigung, dass er am Leben war, dass er es überlebt hatte.

Eine Seminarteilnehmerin stellte ihren Tinnitus auch ab. Sie "hörte" ein Rauschen, mal mehr, mal weniger. Ihr wurde klar, dass es das Rauschen der Muschel war, die sie sich als Kind ans Ohr hielt, um sich zu trösten, wenn sie traurig war. Sie war Einzelkind und weinte sehr oft in ihrer Kindheit, dann kuschelte sie sich in ihr Bett und hörte das Meeresrauschen aus der Muschel. Wenn es ihr nicht gut ging, produzierte ihr Gehirn dieses tröstende Geräusch.

Ein anderer Patient "hörte" seit dem Tod seines Vaters ständig seinen Puls im Ohr und dazu ein Pfeifen. Sein Vater litt damals schon einige Zeit unter Verdauungsbeschwerden, hatte abgenommen und ein befreundeter Arzt riet ihm zu Untersuchungen, es könne schließlich auch etwas Schlimmes sein. Er hörte nicht auf diesen Rat und sechs Monate später wurde Bauchspeicheldrüsenkrebs festgestellt. Wieder ein paar Monate später war er tot. Hätte der Vater doch auf die Warnung seines Freundes gehört, dann würde er noch leben. Der Pfiff ist eine Warnung und der Puls bestätigt dem Patienten, dass er noch lebt. Als Kind hatte er einen Hamster, der Käfig stand in seinem Zimmer und meist weckten ihn morgens die Geräusche des Tieres. Eines Morgens hörte er den Hamster nicht, er ging zum Käfig und musste feststellen, dass der Hamster tot und bereits steif war. Es war totenstill.

Manchmal tritt der Tinnitus zum Beispiel nach einem lauten Konzert auf. Es war sehr laut und dann plötzlich ist es still. In diesem Moment wird unbewusst ein Stressmoment getriggert, in dem die Stille verhängnisvoll oder tödlich war.

Bei einer anderen Patientin begann der Tinnitus, als sie das Alter erreichte, in der ihre Lieblingstante und Patin verstorben war - mit 43 Jahren hatte sie einen Schlaganfall gehabt und lag im Koma, bis man dann entschieden hatte, die Geräte abzuschalten. Das war ein schlimmes Trauma für sie, zu dem Zeitpunkt war sie etwa 20 Jahre alt. Schrecklich war auch für sie zu sehen, wie die Kinder der Tante gelitten haben und den Tod ihrer Mutter beweinten. Als sie selbst dann 43 wurde, begann ihr Tinnitus, die Erinnerung war da und sie musste sich vergewissern, dass sie noch lebt und ihre Kinder die Mutter noch haben. Es war sehr emotional für sie, das zu erkennen. Es saß emotional sehr tief, der Tinnitus wurde besser, aber war doch noch nicht ganz weg.

Der Tod ist unser größtes Problem. Er ist oft nur schwer zu akzeptieren.

Verlust von Geruchs- oder Geschmackssinn

Wenn es furchtbar stinkt und man diesem Gestank nicht entfliehen kann, kann der Körper eine Lösung finden, indem er den Geruchssinn verliert!

Ein betroffener Seminarteilnehmer erzählte, dass sein Großvater nach dem Zweiten Weltkrieg in einem Gefangenenlager war, wo die Gefangenen praktisch in ihren eigenen Exkrementen hausen mussten. Das wäre ohne Geruchssinn viel besser zu ertragen gewesen.

Die 72-jährige Erika kam zu mir, sie hatte 20 Jahre zuvor ihren Geruchssinn und ihren Geschmackssinn verloren.

Die Frage also: Was war vor 20 Jahren vorgefallen? Genau zu dem Zeitpunkt hatte ihre Tochter einen schwerbehinderten Jungen zur Welt gebracht, das war ganz schrecklich für sie gewesen. Der

Junge würde sein Leben lang (stinkende) Windeln tragen müssen! Und ihre Tochter würde das machen müssen! Sie sagte zu mir, dass sie es damals so erlebt und gefühlt hat, als ob das Leben für ihre Tochter vorbei wäre, dass sie nie mehr das Leben würde genießen können ...

Der Geschmackssinn hat mit dem Genuss zu tun. Die Nahrung steht symbolisch für das, was uns das Leben bringt.

Erika hatte 9 Geschwister, ihre Mutter hatte 17 Geschwister! Nicht zufällig heiratet Erika den Sohn eines Windelfabrikanten. Die Behinderung ihres Enkels: Cornelia-de-Lange-Syndrom. Französische Aussprache: "Corps né lie à des langes": wörtlich "Körper, der an Windeln bindet oder gebunden ist", lange = Windel.

Sie war nur einmal bei mir, ich weiß von ihrer Tochter, dass sie das höchst befremdlich fand, was ich ihr erklärt hatte, und dass sie nicht daran glaubte ... So ist alles beim Alten geblieben.

Ein 22-jähriger Student verlor immer den Geschmackssinn, wenn er für ein Wochenende oder in den Semesterferien nach Hause kam. Wieder an seinem Studienort angekommen, war alles in Ordnung, der Geschmackssinn war wieder da.

Er erzählte mir: "Immer wenn ich zu Hause war, nutzte ich die Gelegenheit, mit meinen Freunden auszugehen und zu feiern. Oft wurde es spät und ich brachte Freunde mit nach Hause, wir lachten und tranken weiter in meinem Zimmer, ein etwas tiefer liegendes Studio im Haus meiner Eltern. Sie hörten uns aber schon noch. Meinem Vater machte das nichts aus, aber einmal ist meine Mutter aufgestanden, hat an meine Tür geklopft, ist reingekommen und hat gesagt, wir sollen doch leiser sein! Das war mir natürlich sehr peinlich und ich war wütend auf meine Mutter."

Sie verbot ihrem Sohn praktisch, sein Leben mit seinen Freunden zu genießen, wenn er zu Hause war!

An seinem Studienort gab es kein Verbot.

Ein typisches Symptom bei "Corona" ist/war ebenfalls der Verlust des Geschmackssinns und manchmal auch der des Geruchssinns. Der trat typischerweise immer dann auf, wenn nach dem Verbot (oder auch noch während des Verbots) das Leben doch (unerlaubterweise) wieder genossen wurde - nachdem man sich getroffen, sich umarmt und gefeiert hatte, ja sich einfach wieder mal amüsiert hatte.

Es wurde uns doch alles verboten, was Spaß macht. Und "gestunken" hat es manchen auch, so dass vielleicht der Geruchssinn auch betroffen war. Wir genießen das Leben ebenso über den Geruchssinn wie über den Geschmackssinn.

Gesichtslähmung

Es geht um eine Abwertung eine Bewegung oder Tätigkeit betreffend, mit direktem Bezug zum Gesicht.

Meist geht es um Ohrfeigen, gegebene oder bekommene Ohrfeigen. Ohrfeigen im tatsächlichen oder im übertragenen Sinn, eine Situation, die wie ein Schlag ins Gesicht erlebt wird. Sie kann auch mit dem Bild zu tun haben, das die anderen von einem haben.

Beispiele:

1. Ein 4-jähriger Junge, der seine noch kleinere Schwester geschlagen hatte. Sie war zehn Monate alt und weinte in ihrem Kindersitz. Das nervte den Jungen und er schlug sie, "damit sie aufhören sollte zu weinen". Natürlich schrie die Kleine dann umso mehr. Einige Stunden nach dieser Situation zeigte sich bei dem Jungen die Gesichtslähmung.

2. Ein 45-jähriger Mann, **Arno**, erlebt folgende Situation: Mit seiner Frau und einem befreundeten Ehepaar war ein Theaterbesuch

geplant. Er parkt den Wagen nahe am Eingang des Theaters, geht schon hinein, um die Karten zu holen, seine Frau möchte den Parkplatz neben ihrem eigenen Auto für das befreundete Ehepaar freihalten. Sie stellt sich dorthin und möchte verhindern, dass jemand anders den Parkplatz in Beschlag nimmt. Es kommt ein Wagen und der Fahrer will unbedingt diesen Parkplatz, er fährt ihr praktisch bis ans Schienbein, ganz langsam. Er öffnet die Tür und ruft ihr zu, dass sie Platz machen soll. Sie bleibt stehen und ruft ihren Mann an, der kommt aus dem Gebäude heraus und stellt sich auch dem Wagen entgegen. Der Fahrer steigt aus und baut sich bedrohlich vor ihm auf, er ist noch größer und stärker als Arno! Arno bietet ihm aber die Stirn - ohne Angst. Der andere muss klein beigeben und zieht ab.

Am anderen Morgen hat Arno die Gesichtslähmung, er ruft mich an und schildert mir das Erlebnis vom Vorabend. Die Verbindung war klar: Sein Vater starb, als Arno zwei Jahre alt war, mit sechs bekam er einen Stiefvater, den er gar nicht mochte. Dieser war sehr streng, ohrfeigte ihn öfter und meinte, dass aus ihm sowieso nichts werden würde ... Arno hatte regelrecht Angst vor ihm, war er doch in der schwachen und untergeordneten Position dem Stiefvater gegenüber. Diese Angst vor dem Stärkeren und diese Erniedrigung wird praktisch in der Situation vor dem Theaterhaus gelöst: Dieses Mal hat er keine Angst vor dem größeren und stärkeren Mann gehabt, er hat ihm Paroli geboten und war am Ende der Gewinner.

Nachdem er diese Verbindung erkannt und sich das Gefühl und die Ohrfeigen seiner Kindheit noch einmal vergegenwärtigt hatte, war die Gesichtslähmung schnell verschwunden.

Lähmung der Stimmbänder

Ein 45-jähriger Mann wurde an einem Montagmorgen wach und hatte keine Stimme mehr. Beide Stimmbänder waren schon seit zwei Wochen gelähmt und man hatte ihm von medizinischer Seite gesagt, dass ein Stimmband unwiederbringlich verloren sei, dass er nicht mehr würde singen können ...

Seine Frau berichtete mir vom Problem ihres Mannes und fragte mich, wie denn so etwas entstehen könne. Es muss an dem Sonntag, dem Vortag der Lähmung, ein Stress gelöst worden sein. Vielleicht hatte er den Stress gehabt, nicht zu wissen, wie er etwas sagen soll, oder eine Angst, vor Leuten reden zu müssen, und alles ist gut gegangen ...?

Seine Frau erzählte dann: "Mein Mann ist es gewohnt, vor Leuten zu reden, das kann nicht das Problem gewesen sein. Allerdings waren wir an dem Sonntagabend bei unserer Putzfrau zum Essen eingeladen. Sie hatte uns schon Monate zuvor gesagt, dass wir uns dieses Datum für die Einladung freihalten sollen. Mein Mann (Akademiker) wollte nicht mit, er meinte, ich solle alleine dorthin, weil er nicht wisse, worüber man dort wohl reden könne, er fühlte sich für die Konversation verantwortlich. Ich sagte ihm, dass er mitkommen müsse und dass wir der Putzfrau das nicht antun können. Wir sind dann beide hin und die Putzfrau hatte außer uns auch noch zwei weitere Ehepaare eingeladen, bei denen sie ebenfalls putzte. Einer war Anwalt und der andere Arzt. Es hat also nicht an Diskussionsstoff und an 'intelligenter' Konversation gefehlt. Mein Mann war in seinem Element."

Am anderen Morgen war die Lähmung da. Aber die Lähmung der Stimmbänder ist ganz und gar wieder in Ordnung gekommen.

Ptosis des Augenlids

In 75 Prozent der Fälle beobachtet man dieses Symptom bereits beim Neugeborenen, es gilt also, die Eltern nach Stresssituationen während der Schwangerschaft oder aus ihrer eigenen Kindheit zu befragen. Auch lassen wir nicht außer Acht, dass die Erlebnisse der Vorfahren, bei kongenitalen Problemen besonders die der Vorfahren aus der Generation der Urgroßeltern, das Symptom erklären können. Vielleicht hat einer dieser Vorfahren als Kind etwas sehen oder mitansehen müssen ...

Nach Dr. Claude Sabbah steckt folgender Stress dahinter: Ich weigere mich, die Welt mit kindlichen Augen (mit kindlichem Blick) zu sehen, und dies andauernd, resigniert und passiv, mit meinem Gefahrenauge oder meinem affektiven Auge, je nach Konfliktinhalt. (Für den Rechtshänder ist das Gefahrenauge das linke Auge und das Gefühlsauge das rechte, bei Linkshändern ist es umgekehrt.)

Eine Seminarteilnehmerin berichtete, dass sie mit einer Patientin, bei der sie sexuellen Missbrauch als Kind vermutete, eine Rückführung machen wollte, um diese Erinnerung wieder ins Bewusstsein hochzuholen. Im Entspannungszustand sollte die Patientin in ihrer Vorstellung einen Flur entlanggehen und eine Tür öffnen, um zu sehen, was sich dahinter verbarg. Die Patientin konnte die Tür nur einen kleinen Spalt öffnen und weigerte sich, dahinter zu schauen. Die Therapeutin beendete letztendlich die Sitzung. Als die Patientin aus ihrem Entspannungszustand herauskam und die Augen öffnete, war eine Ptosis vorhanden, die vorher nicht da war. Sie hatte sich geweigert, genauer zu sehen, was ihr als Kind widerfahren war oder was sie als Kind sehen musste!

Trigeminusneuralgie

Auf die Funktion des Trigeminusnervs und der Migräne gehe ich in diesem vorliegenden Buch nicht noch einmal detailliert ein. Bitte lesen Sie dazu mein Buch "Frei von Migräne".[9]

Eine Trigeminusneuralgie tritt immer dann auf, wenn man anerkannt wurde bzw. angeschaut und "für gut befunden" wurde. Ich erinnere mich vage an einen älteren Patienten, der dieses Problem hatte, er war in der Kirchengemeinde sehr aktiv, er war Küster und kümmerte sich auch um den Kirchenchor. Einmal gab es ein Jubiläum des Kirchenchores zu feiern. Er stand in der Öffentlichkeit und es gab Kritik ...

Es geht auch um das Gesicht, das man nicht verlieren möchte. Wie man dasteht und anerkannt wird, zuerst von der Mutter, dann vom Vater, dann in der Schule, auf der Arbeit ...

Ischiasentzündung

Der Ischiasnerv hat mit Unterordnung in einer Fortbewegung zu tun. Ich bin nicht frei, selbst zu entscheiden. Es fühlt sich wie aufgezwungen an.

Entweder: Ich habe keine Lust, (irgendwohin) zu gehen, muss aber.

Oder: Ich möchte (irgendwohin) gehen, aber man lässt mich nicht.

Die Entzündung kommt dann, wenn das Problem oder die Stresssituation gelöst oder vorbei ist. Beachten wir auch hier,

[9] *Silberschnur Verlag 2019*

dass der körperliche Schmerz immer von einem emotionalen Stress erzählt.

Beispiele:

1. Ein Mann war wegen Herzproblemen über mehrere Tage in der Klinik, während seines Klinikaufenthaltes starb einer seiner Freunde. Seine Frau sagte ihm nichts davon - aus Angst um sein Herz. Der Freund wurde an dem Tag, an dem er entlassen wurde, beerdigt. Er erfuhr erst im Nachhinein vom Tod seines Freundes und war dann sehr wütend auf seine Frau, die ihn auf diese Weise daran gehindert hatte, zu der Beerdigung zu gehen. Eine knappe Woche danach begann seine Ischiasentzündung.

2. Ein Jura-Student bekam "chronisch" eine Ischiasentzündung, immer dann, wenn er es doch gut fand, dieses Studium in Angriff genommen zu haben. Als er 16 Jahre alt war - schon seit mehreren Jahren Klassensprecher und Schülersprecher bei den Lehrerversammlungen - meinte eine ihm sehr sympathische Lehrerin, er würde wohl ein guter Anwalt werden, könne er doch sehr gut seine Meinung vertreten und vor Menschenansammlungen sprechen. So schlug er nach dem Abitur diese Studienrichtung ein. Das Studium war aber sehr trocken und er tat sich schwer ... Wenn jedoch interessante Dinge unternommen wurden, z. B. der Besuch des Gerichtspalastes oder eines Gefängnisses, dann schmerzte sein Ischias.

Obschon er sehr schnell keine Lust mehr hatte, fühlte er sich jedoch gezwungen, weiter zur Uni zu gehen, da er auch seine Eltern nicht enttäuschen wollte. Er brach dann das Studium irgendwann doch ab (Folge: Ischiasschmerzen, da nun doch selbst entschieden) und arbeitete in einem Notariat, wo sich dann sehr schnell die Lust und die Motivation einstellten, nun doch das Jurastudium wieder aufzunehmen und zu beenden. Wieder zurück an der Universität meldete sich sein Ischias wieder, da er nun wirklich selbst entschieden hatte. Nach dem Verständnis der Thematik besserten sich die Schmerzen sehr schnell.

Gürtelrose

Die Gürtelrose sei in diesem Zusammenhang erwähnt, da sie immer entlang einer Nervenbahn auftaucht.

Das dahinterliegende Thema, der Stress, der dahintersteckt, der aber vorbei oder gelöst ist, kurz bevor die Gürtelrose ausbricht: In einer Atmosphäre von Unterordnung (oder Gehorsam, Thema der Nerven) muss ich eine Beschmutzung oder einen Angriff auf meine persönliche Integrität (Thema der Dermis) geschehen lassen, ich kann mich nicht wehren und meine Gefühle nicht rauslassen. Oft geht es auch um Trennung oder Berührung (Thema der Epidermis) in der besagten Stresssituation.

Beispiele:

Gerade ging es um den Ischias. Ein 13-jähriger Junge, **Sven**, kommt mit Gürtelrose, sie war von der rechten Pobacke bis zur Kniekehle sichtbar und auch sehr schmerzhaft. Was war geschehen?

Sven hatte am Freitagnachmittag mit seinem besten Freund abgemacht, dass er (Sven) am Samstag mit dem Fahrrad zu ihm kommen würde. Freitags nach der Schule fragte er also seinen Vater, ob er am nächsten Tag zu seinem Freund dürfe. Svens Vater nahm sein Schultagebuch zur Hand, schlug es auf und sagte: "Nein, du gehst morgen nicht zu deinem Freund, du hast am Dienstag dein Referat in der Klasse zu halten, da hast du sicher noch allerhand zur Vorbereitung zu tun!" Sven wollte Einspruch erheben, doch sein Vater wollte keine Einwände hören und verließ den Raum. "Du bleibst zu Hause und damit basta!" Und so war es.

Sven war wütend! Was so "fies" und ungerecht war: Sven hatte sein Referat erst an dem Dienstag in der übernächsten Woche. Sein Vater hatte die falsche Woche im Schultagebuch aufgeschlagen und Sven hatte keine Gelegenheit, das klarzustellen!

Nach dem Referat am übernächsten Dienstag begann abends die Gürtelrose, nachdem das Thema vorbei war. Wir hatten also eine Kombination vom Thema des Ischiasnervs und dem Thema der Gürtelrose. Die Symptome und besonders die Schmerzen verschwinden, wenn man sich den emotionalen Stress der ursprünglichen Situation wieder vergegenwärtigt, einfach die Verbindung zwischen Ursache und Wirkung herstellt.

Eine etwa 40-jährige Frau, **Ingrid**, Gürtelrose beginnend am linken Schulterblatt und an den oberen Rippen entlang nach vorne bis unter die Brust.

Die der Sache zu Grunde liegende Stresssituation hat Ingrid bei einem Firmenessen erlebt. Beim Neujahrsempfang wurde gefeiert, gegessen und getrunken. Da kommt ein Arbeitskollege, stellt sich (links) hinter sie, stützt sich mit der rechten Hand auf ihren Stuhl und erzählt allen einen peinlichen dummen Fehler, den sie sich auf der Arbeit geleitest hat. Alle lachen, schon etwas alkoholisiert, sie muss gute Miene zum bösen Spiel machen, lacht sogar mit, ärgert sich aber innerlich fürchterlich über den Arbeitskollegen wegen dieser Bloßstellung.

Eine Woche später, als der Ärger nicht mehr präsent war, kommt bei ihr die Gürtelrose an besagter Stelle zum Vorschein. Der Arbeitskollege stand links hinter ihr, das Schulterblatt und der obere Rücken haben ohnehin mit den Schlägen zu tun, die ich bekomme und gegen die ich mich nicht wehren kann.

Auch diese Gürtelrose ist anschließend ganz schnell verheilt.

Wie erschaffe ich mir eine Gürtelrose und wie bekomme ich sie wieder weg?

Ein Arbeitspapier von **Werner Hanne**. Vielen Dank, Werner, hier ist wörtlich dein Text!

1. Damit es gleich beim ersten Versuch gelingt, sucht man sich einen gefühlsschwangeren Tag aus, z. B. Heiligabend. Es geht auch der zweite Weihnachtsfeiertag, den ich dafür genommen habe.
2. Dann benötigt man eine zweite Person, möglichst nahestehend. Mit sich selbst geht es nicht, auch nicht mit einer Person von der Straße.
3. Nun erzeugt man eine Stimmung, in der man sich verunglimpft fühlt, in der sich diese zweite Person einem selbst gegenüber fies verhält, aber man kann nichts tun und seine Gefühle nicht rauslassen.
4. Ich habe als zweite Person meine damalige Freundin L. genommen. Es ging wieder um das Thema, dass ich unzuverlässig bin, nichts tauge und immer alles falsch mache.
5. Ich habe ihr dann gesagt, dass es mir jetzt reicht, dass ich gehe, dass es aus ist - und bin dann gegangen.
6. Mit diesem Konflikt war ein guter Startschuss für die Gürtelrose gesetzt, die sich nun entwickeln konnte, wobei man am Anfang ja nichts davon merkt.
7. Irgendwann zeigen sich Hautrötung, Bläschen, Juckreiz und vor allem starke Schmerzen. Wichtig also: ohne Schmerzen keine Gürtelrose.
8. Wenn man sich nicht genau auskennt, geht man zum Arzt und fragt: "Was ist das?"
9. Der sagt dann: "Gürtelrose."

10. Man sagt dann: "Prima, habe ich mir schon gedacht." Oder: "Wollte ich schon immer mal haben." (Oder so ähnlich, der Wortlaut beim Arzt ist frei wählbar.)
11. Dann schreibt man eine kurze E-Mail an Angela.
    Betreff: Gürtelrose
    Text: Habe eine Gürtelrose kreiert - was nun?
12. Angela schreibt dann kurzfristig zurück: "Reparaturphase nach ..." und macht verschiedene Vorschläge.
13. Man liest die E-Mail und stellt fest: "Okay, das gilt mal wieder für alle anderen Gürtelrosen, auf keinen Fall aber für die eigene Gürtelrose."
14. **Jetzt kommt eine wichtige Entscheidung**: Man darf die E-Mail nicht einfach abheften, sondern muss sie immer wieder lesen.
15. Ich z. B. habe dann plötzlich erkannt, dass einer von Angelas Vorschlägen genau die Situation mit meiner damaligen Freundin beschrieb. Sie schrieb nämlich: "Es kann auch eine Trennung sein, die man erlebt, wenn jemand sich plötzlich einem selbst gegenüber fies verhält (unter der Gürtellinie) und man kann nichts dagegen tun. Man kann auch seine Gefühle in dem Moment nicht rauslassen."
    Und: "Die betroffene Stelle zeigt, dass derjenige, der mir diesen Konflikt verursacht hat, vielleicht an dieser Stelle neben mir stand."
16. L. stand z. B. links seitlich von mir und die Gürtelrose zeigte sich auch links.
17. Man geht dann ins Bett und kann schon viel schmerzfreier schlafen.
18. Nach drei Tagen ist die Gürtelrose schmerzfrei weg.

Zusätzliche Erklärungen:

1. Damit die Gürtelrose sich auch zeigt, braucht man eine Konfliktlösung, denn die Gürtelrose ist die Reparaturphase.
2. Dazu habe ich z. B. bei Angela ein Kinderseminar mit 40 Teilnehmern organisiert, alle waren zufrieden und ich wurde gelobt. Es gab dankenden Applaus.
3. Danach stellt man für sich fest, dass man doch etwas taugt und nicht alles falsch macht. Reihenfolge bei mir: Den Konflikt habe ich am 26.12.2006 geschaffen, Konfliktlösung beim Kinderseminar vom 27. bis 28.01.2007, Gürtelrose zeigte sich am 08.02.2007.
4. Die Schulmedizin weiß, dass man nichts machen kann, dass aber die Gürtelrose von allein weggeht (klar, ist ja auch die Reparaturphase).
5. Der Arzt verschreibt ein Schmerzmittel, falls man es nicht aushält und damit sich das Gehirn den Schmerz nicht merkt, mit dem Hinweis, drei Tropfen von dem Mittel schon mal vorher zu testen, "damit Sie mir nicht umfallen".
6. Ich habe die drei Tropfen genommen, bin ihm umgefallen, besorgte mir ein neues Mittel, welches ich aber, dank Angela, nicht mehr benötigte.

Cruralgie

Im Gegensatz zum Ischias verläuft der Nervus cruralis an der Vorderseite des Beines und verursacht bei Entzündung somit Schmerzen an der Vorderseite des Oberschenkels, an der Innenseite bis zur Kniescheibe und manchmal hinunter bis zum Fuß.

Hier gibt es zwei Themen zu beachten/zu bearbeiten.

1. Man erkennt, dass die Dinge nicht so sind, wie man geglaubt hatte, und das tut (emotional oder seelisch) sehr weh. Oft entdeckt man etwas in der Familiengeschichte, z. B. dass man geglaubt hat, jemand sei tot, aber er war es nicht. ("Cru" im Französischen heißt "geglaubt".)
   Es kann auch eine sexuelle Thematik dahinterstecken, da der Cruralis in der Leiste genau vor dem Hüftgelenk vorbeikommt.
   (Beispiel: Ich bin enttäuscht/wütend, dass die Sexualität nicht so ist, wie ich geglaubt oder sie mir vorgestellt hatte.)
2. Man ist unfähig, weit zu gehen, man fühlt sich gefangen, man kommt nicht weg. Manchmal wird auch der Schmerz als Hüftarthrose fehlgedeutet.

Beispiel: **Jeanne**, 32 Jahre alt.

Jeanne erzählt, dass sie Schmerzen hat, sobald sie weiter als 100 Meter geht oder gehen muss. Es behindert sie also am meisten beim Gehen.

Jeannes Großmutter (Alice) war ein Drilling, diese Drillinge kamen als Frühchen zur Welt. Die beiden ersten, die zur Welt kamen, verstarben gleich nach der Geburt. Alice wurde geboren, war auch sehr schwach, bewegte sich nicht und man dachte, dass auch sie tot sei. Man legte sie auf den kalten Kaminsims und dort (man sagt wegen der Kälte des Steines) gab sie ein paar Laute von sich und man merkte, dass sie nicht tot war! Sie war totgeglaubt gewesen und war es aber nicht!

Die Schmerzen begannen, als Jeanne sich auf den Jakobsweg gemacht hatte. Unterwegs bekam sie auch Bauchschmerzen und musste operiert werden, Blinddarmentzündung. Also musste dieses Unterfangen gleich in zweierlei Hinsicht sehr positiv für sie gewesen sein. Eine Entzündung kommt immer dann, wenn ein Stress gelöst oder vorbei ist.

(Die Blinddarmentzündung kam, weil "es die erste Reise war, die sie aus eigener Tasche bezahlt hat". Der Blinddarm hat mit dem Taschengeld zu tun, also mit dem Geld, das man zum Ausgeben nun in der Tasche hat, das man vorher eben nicht hatte.)

Um die Cruralgie zu verstehen, muss man aber in ihre Kindheit schauen:

Jeanne wächst mit ihrer Schwester und ihren Eltern in einem "Kinderheim" auf, das ihre Eltern gegründet haben und leiten. Es sind dort hauptsächlich geistig/mental behinderte Kinder untergebracht. Später stellte sich heraus, dass die Kinder sexuell missbraucht wurden - und Jeanne sehr wahrscheinlich auch. Auch hier musste sie erkennen, dass ihre Eltern nicht so wohltätig waren, wie sie es bis dahin geglaubt hatte.

Jeanne wuchs mit diesen Kindern auf, spielte mit ihnen, manche wurden ihre Freundinnen und manche hat sie geliebt. Sehr oft hat sie ihre Mutter gefragt, ob sie selbst normal sei, daran konnte Jeanne sich noch erinnern. Die Kinder durften natürlich nicht weglaufen, es gab ein Tor und einen Gitterzaun. Sie wuchs auf wie in einem Gefängnis, die Tore mussten immer verschlossen bleiben - immer in dem Zweifel, ob sie wohl normal ist, es schaudert mich immer noch, wenn ich an Jeanne denke und an diese Kindheit! Sie konnte also nicht sehr weit laufen, sie konnte auch nicht weg, sie war wie die behinderten Kinder gefangen. Kein Wunder, dass ihr Traum, den Jakobsweg zu gehen, entstand. Und als sie sich das organisiert hatte und weiter weggehen konnte (viele Kilometer), kamen die Schmerzen.

Die Schmerzen blieben oder kamen immer wieder, sobald sie mehr als 100 Meter ging. Verschwinden konnten sie erst, nachdem wir die ursprüngliche Ursache bearbeitet hatten, also ihr Kindheitstrauma.

Arnold-Neuralgie

(Hier noch ein Auszug aus meinem Buch "Frei von Migräne"[10]:)

Die Arnold-Neuralgie wird auch occipitofrontaler Kopfschmerz genannt, die durch seine Entzündung verursachten Schmerzen ziehen vom Hinterkopf über den Schädel nach vorne bis zu den Schläfen oder der Stirn. Diese Schmerzen werden oft so beschrieben, als ob der Kopf in einem Schraubstock stecken würde.

Der Arnold-Nerv ist ein peripherer Nerv, der auf Höhe des zweiten Halswirbels austritt, seine Verästelungen ziehen sich dann praktisch wieder hoch über den ganzen Kopf.

Ich habe bisher erst wenige Patienten mit dieser Art von Kopfschmerz in meiner Praxis gesehen. Eine Dame - selbst Therapeutin - litt regelmäßig an dieser Neuralgie. Sie half sehr vielen ihrer Klienten, aber für die Probleme ihrer eigenen Kinder und die Beziehungsprobleme in ihrer eigenen Familie konnte sie keine Lösung finden. Sie fühlte sich auch oft schuldig, da sie davon überzeugt war, selbst für diese Kommunikationsprobleme verantwortlich zu sein. Die Halswirbelsäule hat global meist mit der Kommunikation zu tun, in der Nähe sind die Stimmbänder, das Hals-Chakra ...

Bei der Arnold-Neuralgie geht es um einen Stress, bei dem es um folgende (manchmal kombinierte) Punkte geht:

- eine Lösung finden zu müssen, um einem Familienmitglied zu helfen/helfen zu können,
- ein familiäres Problem zu lösen,
- dafür sorgen zu müssen, dass man sich in der Familie gegenseitig versteht und miteinander spricht.

Wenn man diese Lösung auch vielleicht gedanklich hat, so kann man sie doch nicht umsetzen.

---

[10] *Silberschnur Verlag 2019*

Nach einem zeitweiligen oder vorübergehenden Lösungsansatz (wie in der folgenden Geschichte von Josefine beschrieben) kommt es dann jeweils zur Neuralgie, zum Beispiel wenn es so aussieht, als habe man es geschafft, das Kommunikationsproblem zu lösen, oder wenn für kurze Zeit die Problematik nicht aktuell ist oder "vergessen" wird.

Ein ausführliches Beispiel möchte ich geben.

Josefine
Ihr Stammbaum:

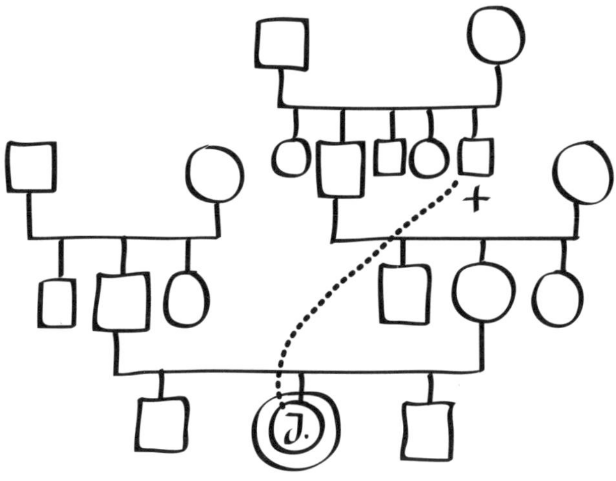

Josefine hat mit 16 angefangen, unter einer Arnold-Neuralgie zu leiden, oft musste sie der Schule und später ihrer Arbeit fernbleiben, weil sie diese heftigen Kopfschmerzen hatte.

In ihrer Familie gab es zu diesem Zeitpunkt enorme Streitigkeiten.

Alles hatte angefangen mit einer "Ungerechtigkeit" bei der Aufteilung des Erbes, das die Großeltern mütterlicherseits noch zu Lebzeiten durch Schenkung an ihre Kinder weitergegeben hatten. Dadurch gab es nun Streit zwischen den Geschwistern, der von Zeit zu Zeit eskalierte. Manche der Enkelkinder durften deswegen die Großeltern nicht mehr besuchen. Josefine meinte immer, etwas dafür tun zu müssen, dass doch zumindest ihre Vettern und Cousinen noch Kontakt zu den Großeltern hätten bzw. dass die Großeltern doch Kontakt zu ihren Enkeln hätten.

In der Nacht, genau zu der Uhrzeit, als Josefine geboren wurde, verunglückte der Lieblingsonkel der Mutter schwer und starb zwei Tage später. Dieser Onkel war bis dahin immer der Vermittler in der mütterlichen Familie gewesen, denn auch unter seinen Geschwistern gab es bereits viel Streitpotenzial. Er war es, der immer dafür gesorgt hatte, dass man sich doch noch einigermaßen untereinander verstand und der Kontakt nicht ganz abbrach.

Josefines Großonkel hatte ihr somit ganz unbewusst "sein Stöckchen weitergegeben", wie beim Staffellauf. Josefine hatte nun den (unbewussten) Auftrag, dafür zu sorgen, dass die Familie nicht ganz auseinanderbrach.

Sie sorgte zum Beispiel dafür, dass ihr Vetter ohne das Wissen seiner Eltern die Großeltern sehen konnte. Immer wenn etwas Positives geschah, teils hatte sie diese Kontakte organisiert - und Josefine dachte, diese Macht zu haben -, hatte sie große Kopfschmerzen. Eigentlich fühlte sie sich doch total machtlos und auch von der Justiz im Stich gelassen, da es sogar Körperverletzungen gegeben hatte, die aber trotz Anzeige nicht weiterverfolgt und bestraft wurden.

In sehr emotionaler Arbeit hat Josefine sich von diesem "Auftrag" gelöst. Sie fühlte sich stark mit ihrem Großonkel verbunden, obschon sie ihn nicht gekannt hatte.

Seitdem hat Josefine ihre Kopfschmerzen nicht mehr.

Neurofibromatose

Die Neurofibromatose wird als genetisch bedingt angesehen. Es bilden sich Neurofibrome an den Nervenendigungen der Haut, die die sensitiven Informationen blockieren, nachdem man eine sehr schmerzhafte oder unangenehme Berührungserfahrung gemacht hat.

Nicht selten kommt es zu Neurofibromen an der Brust nach schmerzhaften Untersuchungen durch den Arzt oder nach Mammographien.

Ein zweites mögliches Thema: Angst, verlassen zu werden, die Trennung wäre zu schmerzhaft.

Beispiel einer Seminarteilnehmerin in Kanada, die mich auf ihre Tochter ansprach, fünf Jahre alt, Diagnose Neurofibromatose. Die Kleine hatte ganz viele von diesen kleinen Tumoren.

Ich erklärte ihr den Sinn dieser Tumore, dass es darum geht, schmerzhafte Berührungen nicht zu fühlen. Die Mutter erzählte mir dann, dass sie während der Schwangerschaft alle möglichen Untersuchungen hatte über sich ergehen lassen müssen. Dabei dachte sie immer wieder, dass diese Prozeduren ihrem Kind doch wehtun müssten ...!

Nach dem ersten Mal, als dem Kind bei einer Impfung dann tatsächlich wehgetan wurde, begannen die Tumore zu wachsen ...

Akustikusneurinom

Dr. Claude Sabbah zum Akustikusneurinom: "In großer Angst schaffe ich es nicht - obschon ich es möchte (oder ich möchte es nicht hören, bin aber dazu gezwungen), akustisch in mich aufzunehmen, was mich befreien würde, mich erlösen würde, meinen Leidensweg beenden würde, ja mir den Frieden zurückgeben würde. Das Ganze in einer Atmosphäre von erzwungenem Gehorsam einem Befehl gegenüber, einer dominanten Person gegenüber. Ich bin in dieser Konfliktsituation machtlos; ich bin in meiner Würde verletzt worden und ich hatte keine andere Möglichkeit, als zu gehorchen. Meine Rettung kann nur durch einen Gegenbefehl erfolgen."

Ich erinnere mich vage an eine Patientin in einem Therapieatelier, es ist schon viele Jahre her. Sie hatte ein Akustikusneurinom und erinnerte sich an ihre Kindheit (sinngemäß): "Als ich klein war, musste ich immer aufessen, was ich auf meinem Teller hatte, ich saß manchmal stundenlang vor dem Teller, und wenn ich noch nicht alles gegessen hatte, bekam ich es bei der nächsten Mahlzeit wieder vorgesetzt. Meine Mutter war unerbittlich. Ich hätte mir so sehr gewünscht, dass mein Opa, der mit im Haus wohnte und nicht so streng war, eingreift und mich erlöst!"

Polyneuropathie

Diese Bezeichnung bedeutet einfach nur, dass mehrere Nerven krank sind. Viele verschiedene Symptome sind möglich: Lähmungserscheinungen, Taubheitsgefühle, Schmerzen ... Wir sehen uns die betroffenen Nerven in zwei Beispielen an.

Ein Mann hat Probleme mit Taubheitsgefühlen in beiden Armen. Er muss die Umarmung seiner Mutter zulassen, obschon er nicht von ihr umarmt werden will. Als Kind hätte er natürlich gerne Umarmungen von seiner Mutter gehabt, die gab es aber nicht. Nun, da er erwachsen ist, will sie das nachholen oder wiedergutmachen. Er aber spürt, dass es nicht von Herzen kommt, er will die Umarmung nicht und lässt sie doch über sich ergehen, er erträgt diese Berührung. Da bleibt nur noch die körperliche "Lösung": sich die Arme taub machen, um diese Umarmung weniger zu spüren.

Eine Frau litt unter Taubheitsgefühlen und Kribbeln in den Fußsohlen. Aus verschiedenen Gründen wollte sie eigentlich den Kontakt mit ihrer sehr manipulativen Mutter vermeiden, diese hatte sie als Kind oft geschlagen und in den Keller gesperrt. Ihr kleiner Sohn mochte aber seine Oma sehr gern, deswegen wollte sie andererseits diesen Kontakt pflegen, obschon sie inzwischen schon Manipulationsversuche ihrer Mutter dem Sohn gegenüber erkannte. Die Fußsohlen haben meist mit dem Kontakt zur Mutter zu tun.

Die Fragen also: Welche Wahrnehmungen sollen gestört werden? Was will man nicht mehr fühlen? Oder welche Berührungen/Wahrnehmungen fehlen einem, die einem nicht erlaubt werden?

Wenn es die Hände sind: Was muss man in die Hand nehmen, welche Arbeit muss man um des Geldes willen tun, obschon man keine Lust hat?

Wenn es motorische Probleme gibt, was soll nicht mehr ausgeführt werden? Was muss man tun, obschon man es nicht will?

Was möchte ich tun oder wahrnehmen und man lässt mich nicht?

Wenn es auch Schmerzen gibt: Welcher emotionale Schmerz ist damit verbunden - meist schon aus der Kindheit?

Myalgische Enzephalomyelitis

Beispiel einer Patientin, die in ein intensives Therapieatelier kam (danke an ihre Therapeutin Christine für die Zusammenfassung):

Klara kam mit den typischen Symptomen einer ME, mit Migräne, mit verschiedenen Schmerzen im ganzen Körper, besonders Schulter- und Rückenschmerzen, mit schlechtem Schlaf, mit ständigen Infekten sowie einer massiven Erschöpfung nach geringer geistiger und/oder körperlicher Anstrengung. Und Ängste, z. B. um ihren Sohn, plagten sie ständig.

Klara war schon als Kind Opfer der Entscheidungen (Unterordnung) ihrer Mutter. So ist die Mutter bei Klaras Vater geblieben, der ein Alkoholiker war und immer an den Wochenenden getrunken hat. Er war dann aggressiv, jähzornig, wütend, verbal verletzend ... Und Klara wünschte sich, dass die Mutter mit ihr den Vater verlassen würde. Sie ist in einer bedrückenden, angstgeladenen Atmosphäre mit viel Druck, alles richtig zu machen, aufgewachsen. Mutter und Tochter schliefen zusammen und der Haustürschlüssel lag unter dem Kopfkissen (fluchtbereit). Einmal war es so schlimm, da ist die Mutter mit Klara nachts zu ihren Eltern geflüchtet. Es war Winter und der Weg dauerte eine Stunde. Nachts. Zu Fuß. Dort angekommen hatte Klara keine Schuhe an. Die Großeltern schickten die beiden am nächsten Tag nach Hause. Das sei nun mal so.

Klara hat Schuhe, Plüschtiere, Kindersachen in der nächsten Größe für den Sohn, Klopapier, Nahrungsmittel angesammelt und an verschiedenen Orten aufbewahrt. Es wäre damals gut gewesen, wenn bei den Großeltern Ersatzsachen für sie gewesen wären.

In der Stammbaumgeschichte haben wir die Flucht der Urgroßeltern und der Großeltern väterlicherseits, die im Krieg von Polen an die deutsche Ostsee geflohen sind. Klara hält sich immer Fluchtwege offen. Sie hatte sogar schon geplant, das Atelier vorzeitig verlassen zu können für den Fall, dass sie es körperlich nicht durchstehen würde.

Dazu war es wichtig, die ME zu haben. Ein toller Ausweg, eine perfekte Lösung, um jeder Situation entfliehen zu können. Die Urgroßmutter väterlicherseits hatte ihr erstes Kind, einen Sohn, im Krieg verloren. Er kam nie zurück und sie konnte ihn nie verabschieden (Thema der Migräne). Klara ging nie auf Beerdigungen, denn man sieht geliebte Menschen nie wieder. Das vierte Kind der Urgroßmutter, auch ein Sohn, wurde nach dem Krieg 1946/47 mit zwölf Jahren aus Versehen erschossen (Querschläger). Das zu fühlen war wichtig, um die Angst um den eigenen Sohn zu verstehen.

Klara selbst hatte auf Anraten/Druck der Mutter mit 25 eine Abtreibung ("Die berufliche Zukunft liegt noch vor dir!"). Dann hat sie sich in eigener Agentur selbstständig gemacht, aber auch da wurde noch von oben herab entschieden, was und wie verkauft werden sollte. Klara hat hier nach ihren Vorstellungen versucht zu arbeiten und Enttäuschungen, Lügen, Verrat erlebt. Auch hier hatte sie enormen Druck, Dinge zu verkaufen, egal ob diese für den Kunden sinnvoll waren oder nicht.

Im Januar 2008 hat sie auf Empfehlung die FSME-Impfung (Frühsommer-Meningoenzephalitis) machen lassen, Empfehlung des RKI für das Reiseziel, das Klara und ihr erster Mann ausgesucht hatten, um dort ihre Eheversprechen zu erneuern; die ersten Anzeichen der Krankheit kamen nach dieser Impfung.

Im November 2011 kam es zum totalen körperlichen Zusammenbruch nach der Grippe-Impfung.

Im April 2012 dann endlich die Aufgabe der Agentur/Selbstständigkeit und Erleichterung, dass damit Schluss ist und sie diese Erfahrungen nicht mehr machen muss (kein Druck, keine Enttäuschung, keine Lügen mehr). Mit der Diagnose Depression bekommt sie eine Berufsunfähigkeitsrente (BU) zugesprochen.

2015 verlässt ihr erster Mann sie bei der Verdachtsdiagnose ME, in dem Moment, als er las, die ME könne mit dem Tod enden (er geht, es war Klaras Wunsch als Kind, dass die Mutter mit ihr geht).

2015 Ablehnung der BU wegen falscher Diagnose und 2015 bis 2021 Streit um diese Anerkennung (ein Aspekt der Migräne).

Erst seit 2022 sind Rente und Erkrankung an ME anerkannt.

Entscheidungen trafen und treffen immer andere. Es waren falsche Entscheidungen (Thema der Müdigkeit und Erschöpfung). Klara brauchte die ME, um anerkannt und gesehen zu werden, dann sieht es auch die Mutter und sorgt sich. Ihr Leid soll gesehen werden, und so leidet ihr Sohn auch schon darunter. Durch die Erkrankung kann sie für ihn nicht ausreichend da sein. Die ME war auch nützlich, um nicht 40 Stunden arbeiten zu müssen, Situationen entfliehen zu können bzw. sich nicht in sie begeben zu müssen.

In ihrem Körper war so viel Schmerz, der ganze Schmerz ihrer Kindheit, die ihre Mutter ihr zugemutet hatte. Nachdem Klara aufhören konnte, ihre Mutter in Schutz zu nehmen, bis hierhin hatte sie die Mutter als Opfer gesehen, konnte sie sich dem kleinen Mädchen zuwenden, das sie gewesen war. Nein! Klara war ganz klar das Opfer! Sie hatte keine Wahl gehabt!

Es war sehr viel Wut auf die Mutter in ihr, die nun an die Oberfläche kommen konnte. Klara fühlte sich in die kleine Klara hinein, hat verstanden, die Wut gefühlt und sie rausgelassen. Sofort hat sie eine enorme Befreiung gefühlt.

Einige Wochen nach dem Atelier kam eine Nachricht von Klara: "Ich möchte mich noch einmal von ganzen Herzen bedanken, was ihr alle in dieser (kurzen) Zeit für bemerkenswerte Arbeit geleistet habt. Das Tolle ist, dass sowohl ich als auch mein Mann diese Veränderungen spüren. Ich bin gestern einkaufen gewesen, ohne etwas zu kaufen, was nicht auf der Liste steht, und ohne für den 'Notfall' vorsorgen zu müssen. Es fiel mir gar nicht schwer, im Gegenteil, ich musste über mein altes Vergnügen herzlich lachen. Aber vor allem die Veränderungen auf körperlicher Ebene sind wunderbar! Am Montag kommt der ultimative Test und ich freue mich darauf, ohne eine Option im Gepäck haben zu müssen.

Ich wünsche euch alles Gute, Klara."

Hydrocephalus

Auch der Hydrocephalus, in der Umgangssprache "Wasserkopf" genannt, hat einen Sinn bzw. er versucht, nachträglich bzw. präventiv eine Lösung anzubieten für eine in der Familie erlebte Stresssituation.

Wir schauen uns die Todesursachen der Vorfahren an, vielleicht geht es auch bei diesem Symptom um die unbewusste Vermeidung einer in der Familie vorgekommenen Todesursache.

Bei zwei Kindern konnte ich mit den Eltern auf Ursachensuche gehen - auch wenn die Erkrankung jeweils nicht die Motivation war, zu mir zu kommen. Das Problem wird meist beim Neugeborenen schon behandelt, es wird ein Drainageröhrchen gelegt, damit das Hirnwasser ablaufen kann.

Beispiele:

Bei dem einen Kind war es so, dass der Kopf derart schwer war, dass man ihm einen Schutzhelm anziehen musste, weil er beim Laufenlernen oft das Gleichgewicht verlor und auf den Kopf fiel. Ein Vorfahr war gegen Ende des Krieges auf der Flucht umgekommen: Der Zug war stark überfüllt und es fuhren auch Flüchtlinge oben auf den Waggons mit. Der besagte Vorfahr lag nicht flach auf dem Waggon und hatte den Tunnel nicht kommen sehen, so dass sein Kopf mit voller Wucht gegen den Tunneleingang schlug! Ein Helm hätte ihn vielleicht doch geschützt!

Während der Schwangerschaft hatte der Vater einen Unfall, bei der Benutzung einer landwirtschaftlichen Maschine löste sich ein Teil und schlug ihm gegen den Kopf, das war zwar nicht lebensgefährlich, reichte aber, um diese Thematik noch mal als Prägung zu bestätigen.

Bei dem anderen Kind passt auch die Schwangerschaftsprägung zu einem Drama, das in der Familie geschehen war: Während der Schwangerschaft gab es ein großes Problem mit den Abflussrohren. Der Hof, der zum Haus führte, musste aufgerissen werden, ein tiefer Graben musste gezogen werden, um neue Abflussrohre zu legen. (Das Kind hatte später auch Abflussprobleme, das Hirnwasser floss nicht ab.) Es regnete in der Zeit sehr viel und der Graben füllte sich mit Regenwasser, dadurch hatten die Eltern große Angst, dass ihr erstes Kind in den Graben fallen und ertrinken könnte. In der väterlichen Familie war jemand tatsächlich in einer Pfütze ertrunken! So wurde es berichtet.

Beide Eltern hatten während der ersten Schwangerschaft unter Anleitung Wassergymnastik speziell für Schwangere gemacht, das fanden sie wunderbar und wollten das auch in der zweiten Schwangerschaft tun, doch es war eine andere Frau, die nun die Anleitungen gab. Jetzt sollte man auch mit dem Kopf unter Wasser gehen! Das war unmöglich für den Vater und so gingen sie nicht mehr hin.

Damit also niemand ertrinkt, muss das Wasser abfließen.

In einem Seminar fragte eine Teilnehmerin mich bezüglich des Kindes ihrer Nachbarin, das mit einem Wasserkopf geboren wurde: "Meine Nachbarin hat während der Schwangerschaft eines ihrer älteren Kinder mit heißem Wasser am Kopf verbrannt/verbrüht, das Wasser praktisch über seinem Kopf verschüttet. Kann es sein, dass der Wasserkopf dann wie ein Reservoir für Löschwasser ist und gleich an der Stelle kühlen soll?" Ja, vielleicht kann das ein Grund dafür sein. Wenn man in die Familiengeschichte schauen könnte ...

Es könnte auch sein, dass es sehr, sehr wichtig ist, intelligent zu sein, etwas auf dem Kasten zu haben. Wenn man jemanden für sein großes Wissen oder seine herausragenden intellektuellen Fähigkeiten bewundert, sagt man im Französischen: "C'est une grosse tête" ("Das ist ein dicker Kopf!").

Schwindel

Konflikt mit der eigenen Position, mit dem eigenen Standpunkt (mach dies, mach das ...). Stresssituation, in der man keinen Halt, keine Anhaltspunkte mehr hat, keine Wurzeln. Man weiß nicht mehr, woran man sich halten kann, man hat "den Norden verloren".

- Zentraler Schwindel (Kleinhirn): Die Position im Leben verloren haben, durch Besudelung oder Mangel an Schutz (z. B. nach der Pensionierung sein Leben nicht mehr organisieren können).

- Gutartiger paroxysmaler Schwindel (sehr häufig): Ich muss mein Leben radikal verändern, wenn ich hier nicht sterben oder zu Grunde gehen will.
- Peripherer Schwindel (vestibulär, Morbus Menière): Man erträgt nicht, was man da hören muss. Das darf doch nicht wahr sein! Es ist aber wahr und man schwindelt sich etwas vor, man weigert sich, die Wahrheit anzunehmen.

Wenn es nicht wahr ist, dann ist es Schwindel. Man kann es noch als Schwindel abtun oder man versucht es wenigstens, es kann einfach nicht wahr sein.

Nach Dr. Claude Sabbah (in einer bedeutenden Stresssituation, in der der akustische "Wahrnehmungskanal" der wichtigste ist): Ich schaffe es nicht, mich aus dieser verstrickten, vertrackten Situation zu befreien. Ich sitze fest und gleichzeitig bin ich nah dran, die Lösung zu finden. Ich habe es fast geschafft, ich brauche nur noch eine Kleinigkeit, die effektiv wäre, das Größte ist schon getan. Atmosphäre von Untergebenheit, von Befehlsgehorsam, besonders der Stimme der dominanten Person gegenüber. Dies kann ich unmöglich weiter ertragen.

Beispiele:

Als der Vater seiner zwölfjährigen Tochter eröffnet hat, dass er die Mutter (die Familie) verlässt, kann sie es einfach nicht glauben, es kann nicht wahr sein. Ein Jahr lang leidet sie unter Schwindel. Nach einem Jahr muss sie erkennen, dass es doch wahr ist und dass der Vater auch nicht mehr zurückkommt, diese Hoffnung hatte sie bis dahin noch gehegt.

Meine Mutter, damals 60 Jahre alt, Morbus Menière.

Ich war zugegen, als meine Mutter hören musste, was doch nicht wahr sein konnte. Wir Geschwister waren alle zu Besuch bei unserer Mutter, es muss Weihnachten oder Ostern gewesen sein. Mein Bruder, der damals als Letzter noch mit ihr zusammen in einem (gemieteten) Haus wohnte, gab uns bekannt, dass er heiraten werde, das war schon ein Schock für meine Mutter, war dieser Bruder doch 36 Jahre alt und schwer herzkrank. Dann fügte er hinzu: "Und wir haben uns gedacht, dass es besser ist, wenn wir hier in diesem Haus wohnen bleiben und für dich etwas Neues finden, dieses Haus ist für dich allein ohnehin zu groß!"

Meine Mutter fühlte sich sehr wohl in diesem Haus, hatte einen sehr guten Kontakt mit den Nachbarn ... Das konnte doch nicht wahr sein! Aber so war es und so musste sie ausziehen. Nachdem mein Bruder und seine Frau dort vielleicht maximal zwei Jahre gewohnt hatten, haben sie in einem anderen Ort ein Haus gekauft und sind dorthin umgezogen!

Einmal sprach ich mit meiner Mutter über die Gründe ihres Schwindels. Sie antwortete: "Meinst du tatsächlich? Aber er hatte doch recht, das Haus wäre für mich sicher zu groß gewesen ..." Das Haus, in das sie umgezogen war, war genauso groß gewesen ...

Lagerungsschwindel:

Meist tritt dieser Schwindel im Liegen auf - zumindest war es so bei den wenigen Patienten, die mit diesem Problem zu mir kamen. Er zwingt einen dazu, sich aufzurichten. Die liegende Position wird assoziiert mit der Position eines Toten. Dieser liegt auch in der Horizontalen, meist geht dieser Art von Schwindel ein Sterbefall voraus, bei dem man wahrscheinlich auch denjenigen im Sarg liegen gesehen hat oder sich vorgestellt hat, dass er nun zur ewigen Ruhe gebettet wird ...

Es geht immer darum, den Sinn des Symptoms zu erkennen, damit es unsinnig werden kann und dadurch verschwindet.

Alzheimer

Das Gehirn eines Alzheimer-Patienten ist durch jahrzehntelange Konfliktaktivität in sich zusammengeschrumpft. Ich denke, dass es die Gliazellen sind, die abgebaut werden. Der Sinn dieser Erkrankung liegt darin, dass der Mensch auf diese Art und Weise alles Negative aus seiner Erinnerung verbannt, als ob es zu schmerzhaft wäre, sich dieses elendigen und miserablen Lebens zu erinnern.

Andererseits sagt uns das französische Wort "mémoire" (Erinnerung, Gedächtnis): m / moi / re : aime - moi - encore. Das bedeutet so viel wie: Liebe mich wieder.

Diese Leute erleben schmerzhaft, dass sie die/eine Liebe verloren haben, sie sehnen sich danach, wieder oder weiter geliebt zu werden.

Der biologische Stress ist ein sehr starker Trennungskonflikt: Liebesverlust (nicht im Sinne von Kontaktverlust, dieser würde die Haut betreffen).

Dr. Gérard Athias sagte, dass Alzheimer-Patienten die "Ungeliebten" sind. Sie fühlen sich nicht (mehr) geliebt. Dies bestätigen mir immer wieder Seminarteilnehmer, die eine Angehörige oder einen Angehörigen mit Alzheimer haben oder hatten.

Alzheimer ist die Krankheit, bei der man die Mutter nicht mehr erkennt, bei der man sich fragt, ob es noch die eigene Mutter ist. Und die Mutter kennt ihre Kinder nicht mehr. Man weiß nicht mehr, woher man kommt, zu welcher Familie man gehört oder von wem man abstammt.

Lösung: Sich nicht mehr daran erinnern, diese Menschen überhaupt gekannt zu haben, also leidet man nicht mehr.

Beispiel von Katharina, 82 Jahre alt:

Katharinas Tochter bat mich, mit ihr zu arbeiten, ich habe sie dreimal gesehen und sie hat von einem zum anderen Mal wieder alles vergessen, wir haben es dann aufgegeben. Ich denke, dass die Krankheit bei ihr bereits zu weit fortgeschritten war.

Dennoch ihr Thema: Katharina war die zweite Tochter, die ältere wurde ihr immer vorgezogen und mehr geliebt. Sie hat sich nie von ihrer Mutter geliebt gefühlt. Ganz bewusst hat sie aus diesem Grunde nur ein Kind gehabt und ihre Tochter hat auch nur eine Tochter, die auch wiederum nur ein Kind hat. So kann man nicht ein Kind dem anderen vorziehen.

Katharinas Krankheit verstärkte sich enorm nach dem Tod ihres Mannes, der wiederum als großer Verlust erlebt wird, war er doch praktisch der Einzige, der sie geliebt hat.

An dieser Stelle möchte ich zum Thema Vergessen ein Beispiel eines Kindes einfügen: **Christopher** war damals 13 Jahre, als er mit seiner Mutter zu mir kam, sie waren in Begleitung einer pensionierten Lehrerin, die jeden Tag nach der Schule mit Christopher die Schulaufgaben machte, ihm noch einmal alles dazu erklärte. Am nächsten Tag hatte Christopher immer wieder alles vergessen!

Ich erklärte, dass das Vergessen damit zu tun habe, dass man eine Liebe verloren hat. Christopher begann zu weinen und sagte, dass es da wohl um seinen Bruder gehe.

Als Christopher sechs Jahre alt war, war sein Bruder bereits 19. Er liebte seinen großen Bruder sehr und auch umgekehrt war die gleiche Liebe da. Im Juli vor der Einschulung von Christopher (Anfang September), er war also sechs, hatte der große Bruder einen ganz schlimmen Motorradunfall, er hatte viele Knochenbrüche, Schädel-Hirn-Trauma, Koma ... Das war natürlich ganz schlimm für Christopher, er bangte um seinen Bruder und hat sich gesagt: "Wenn er bis zum Sankt-Nikolaus-Fest nicht wieder zu Hause ist, kommt er nie mehr nach Hause!"

Der erste Sonntag, den der Bruder zu Hause verbringen konnte, er kam zu einem kurzen Besuch aus der Reha, war der letzte

Sonntag vor dem 6. Dezember! "Aber das war irgendwie nicht mehr mein Bruder, er war total verändert, körperlich, aber auch vom Verhalten her, er war so aggressiv und schlecht gelaunt!" Christopher sagte, dass es für ihn so war, als ob er seinen Bruder (also die Liebe seines Bruders) verloren hätte.

Dieses Bangen um seinen Bruder, die Angst, ihn zu verlieren, die Angst, dass er sterben könnte, wurde zusammen abgespeichert mit seinen ersten Erfahrungen in der Schule.

Er musste sich also bewusst machen, dass es seinem Bruder inzwischen wieder gut geht, dass die Liebe wieder da ist und dass er nun nicht mehr zu vergessen braucht!

Koma

Man unterscheidet grob vier Stadien des Komas:

1. Stadium: Wachkoma: echtes Koma, auch wenn die Person bewusst ist, erkennt sie jedoch z. B. nicht mehr ihre Lieben.
2. Stadium: leichtes Koma: leichter Schlafzustand.
3. Stadium: tiefes Koma: Tiefschlaf.
4. Stadium: Gehirntod, keine Gehirnaktivität mehr.

Es gibt verschiedene Gründe, weshalb eine Person ins Koma fällt oder "gelegt" wird.

- Schädel- oder Hirntrauma,
- Vergiftung,
- medizinische Maßnahmen ...

Wenn es aber keinen objektiven Grund für den komatösen Zustand gibt, sollte man an folgenden Hintergrund oder Auslöser denken: Wir können unseren eigenen Tod nicht bewusst miterleben.

Wenn wir träumen, dass wir fallen, wachen wir immer genau dann auf, bevor wir auf dem Boden aufschlagen. Das Gehirn lässt nicht zu, dass wir unseren Tod direkt miterleben, und sei es auch nur im Traum. Es lässt uns die Bewusstseinsebene kurz vorher wieder wechseln, um uns vor dem Über-Stress zu schützen.

Das Gegenteil ist genauso wahr. Wenn jemand bei vollem Bewusstsein den Tod auf sich zukommen sieht (z. B. in einem Flugzeug, das nicht genug an Höhe gewinnt und auf den Berg zufliegt, oder ein Autoinsasse, der sieht, dass der Wagen direkt auf die Mauer zusteuert), schaltet das Gehirn das Bewusstsein ab. Die Person "fällt" ins Koma, um den eigenen Tod nicht bewusst mitzuerleben.

Besonders auch dann, wenn bei dem Komapatienten gleichzeitig Atelektasen beobachtet werden, Zeichen der Angst zu sterben, eine Angst, die kurz vorhanden war, gerade bevor das Koma ausgelöst wurde.

Hier besteht die Lösung darin, der Person zu erklären, dass die Gefahr vorbei ist, dass sie nicht gestorben ist und dass sie wieder ins Bewusstsein zurückkommen kann.

Da wir wissen, dass ein Mensch alles mithört, wenn er im Koma liegt, können wir das nutzen. Die Ohren sind nicht abgeschaltet, der Komapatient nimmt also ohne bewussten Filter auf, was man ihm sagt (wie unter Anästhesie).

Beispiele:

1. Ein Kollege erzählte mir, dass er mit seinem Freund die Krebserkrankung von dessen Mutter ergründet hatte, sie hatten

verstanden - vor dem Hintergrund der Familiengeschichte und der selbst erlebten Stresssituationen der Mutter -, warum sie diesen Leberkrebs entwickelt hatte. Der Kollege riet seinem Freund, seine Mutter aufzusuchen, die auf der Palliativstation bereits im Koma lag, und ihr das alles zu erklären und ihr zu sagen, dass sie nun deshalb nicht weiter krank sein und sterben müsse ... Die Mutter wurde wider Erwarten gesund!

2. Eine Dame erzählte in einem Seminar während meiner Ausbildungen in Frankreich die Geschichte ihres Enkels, dabei kamen ihr die Tränen, so sehr rührte diese Geschichte sie immer noch: Der Enkel, etwa acht Jahre alt, lag mit einer starken Hirnhautentzündung und sehr hohem Fieber im Koma. Sie selbst hatte Seminare besucht und verstanden, wie das Biologische Dekodieren funktioniert. (Die Hirnhautentzündung drückt im Nachhinein den Stress oder die Angst aus, den Kopf oder das Gehirn der erkrankten Person schützen zu müssen, entweder vor Attacken, Verletzungen oder einer Besudelung an dieser Stelle, an der die Person nicht geschützt ist.)

Sie hatte verstanden, warum der Junge seine Hirnhautentzündung hatte - samt der Familienhintergründe. Sie ging hin und erklärte es ihrem Enkel im Koma. In den Stunden danach fiel das Fieber, er erwachte aus dem Koma und wurde am nächsten Tag entlassen. Die Oma wartete auf ihn und als der Wagen der Eltern in den Hof fuhr, drehte er das Autofenster herunter und rief seiner Oma zu, dass er keine Angst mehr habe und fasste sich dabei an den Kopf!

3. Eine Freundin und Kollegin, eine ehemalige Krankenschwester, teilte mir ihre Erfahrung mit: "Ich arbeitete im Krankenhaus auf der Intensivstation, dort gab es auch Leute, die schon Wochen und Monate im Koma lagen. Ich versorgte sie, ich war dabei die Einzige, die mit den Komapatienten redete. Ich begrüßte sie mit ihrem Namen, sagte, wer ich bin, und erklärte jedes Mal, was nun

anstand und was ich mit ihnen machen würde, z. B. waschen, rasieren ... Als ich nach einem Wochenende wieder auf die Station kam, fehlte einer dieser Patienten und ich fragte, was denn mit ihm sei, ob er gestorben sei. Man wunderte sich schon, dass ich nach ihm fragte, dann erfuhr ich, dass er aus dem Koma erwacht war und auf eine andere Station, in ein anderes Zimmer verlegt worden war. Nach Feierabend besuchte ich ihn. Als ich in sein Zimmer trat, ihn begrüßte und meinen Namen sagte, sagte der Mann unvermittelt: 'Ach, Sie sind das, Sie haben mir das Leben gerettet!' Das hat mich sehr berührt."

Die **Katatonie** ist meiner Meinung nach eine Kombination von zwei Angstkonflikten. Eine Angst vor dem, was auf mich zukommt, und eine Angst vor dem, was jeden Moment auf mich einstürzen kann, das ich aber nicht sehe. Also nach einem Schlag, den ich nicht habe kommen sehen.

Eine Antilope, die vor sich den Löwen und hinter sich das Krokodil sieht, hat keine Fluchtmöglichkeit. Die beste Lösung: die Starre, so hat sie noch die längste Überlebenszeit und bekommt nicht bewusst mit, wenn sie zerfleischt wird. Manche Raubtiere lassen von der Beute ab, wenn sie schon "tot" ist.

Lähmende Angst vor dem, was von vorne kommt, und vor dem, was von hinten kommen könnte.

Beispiel von **Melanie**, das uns von Dr. Claude Sabbah in der Ausbildung gegeben wurde: Eine Gruppe junger Mädchen hatte eine Mutprobe geplant. Alle wollten sie sich aus dem Bett schleichen und um Mitternacht barfuß auf den Friedhof gehen und dort ein zentrales Monument/Grab berühren. Melanie wird am nächsten Morgen vermisst. Die Eltern sind in großer Sorge und rufen die Freundinnen an, die daraufhin bekennen, was sie in der Nacht gemacht haben. Die Eltern laufen zum Friedhof und dort lag Melanie vor diesem zentralen Grab in katatonischer Starre.

Sie hatte wohl Angst, im Dunkeln auf den Friedhof und an die Gräber zu gehen (Angst vor dem, worauf sie zugeht, Angst vor dem, was vor ihr liegt). Als man sie fand, lag ein Rechen gleich neben ihr, der war ihr - so wie es aussah - von hinten gegen den Kopf geschlagen, wahrscheinlich war sie daraufgetreten. Der Schlag an den Kopf, auf den sie nicht gefasst war, hat sie dann in diesen regungslosen verkrampften Zustand versetzt, unfähig, sich zu bewegen.

Ich habe noch keine Gelegenheit gehabt, dies bei jemandem zu beobachten und zu überprüfen.

Schlafstörungen

Schlafstörungen können sehr unangenehm sein und die Lebensqualität stark vermindern, deshalb möchte ich ihnen auch ein Kapitel widmen.

Viele verschiedene Ursachen werden dafür verantwortlich gemacht. Es geht weniger darum zu erklären, was im Körper geschieht, wie es zu den Schlafstörungen kommt, sondern es geht darum zu verstehen, WARUM der Schlaf gestört sein muss. Wenn man den wirklichen tiefen und meist unbewussten Grund gefunden hat und die eventuell notwendige emotionale Arbeit dazu gemacht ist, normalisiert sich das Schlafverhalten.

Der Schlaf ist neben der Atmung und der Nahrungsaufnahme überlebenswichtig. Wer nicht oder kaum schläft, ist in akuter Lebensgefahr, eigentlich in akuter Todesgefahr.

Es sind mehrfach Experimente gemacht worden, die dies bewiesen haben. In den USA wurde z. B. ein Experiment mit freiwilligen Soldaten gemacht. Man hat sie Schlafentzug unterzogen, sie durften allerdings in 24 Stunden eine Stunde schlafen, also 23 Stunden wurden sie wachgehalten, bevor sie dann eine Stunde schlafen konnten, dann waren sie wieder 23 Stunden wach ...

Das Experiment musste schnell abgebrochen werden, ich weiß nicht mehr genau, vielleicht nach zehn Tagen, denn die Soldaten konnten nicht mehr klar denken, sie wussten nicht mehr, wo sie waren, konnten sich nicht mehr orientieren, waren total verloren.

So können wir sagen, dass es überlebensnotwendig ist zu schlafen.

Bei Schlaflosigkeit oder Schlafstörungen gilt es, verschiedene mögliche Hintergründe und Notwendigkeiten abzuklären. Grundsätzlich kann man sagen, dass derjenige, der nicht schläft, **wacht**. Also kommt sofort die nächste logische Frage: Weshalb muss dieser Mensch wachen? In der Regel wacht man, damit nichts Schlimmes passiert, in den alten Western wachte auch immer abwechselnd einer am Lagerfeuer, während alle anderen schliefen. Er passt auf!

1. Thema:

Das Schlimmste, was passieren könnte, wenn man schläft, ist natürlich der Tod. Es kann eine unbewusste Angst herrschen, im Schlaf zu sterben. So lange man also noch nicht schläft, kann man auch nicht (im Schlaf) sterben.

Logische Frage: Ist jemand aus der Familie im Schlaf gestorben?

Beispiele:

Hermann, damals 64 Jahre alt.

Hermann erzählt mir, dass er abends im Bett nicht einschlafen kann, oft liegt er wach bis 3 oder 4 Uhr. Dann schläft er ein und ist natürlich am Morgen und über den ganzen Tag müde. Es war schon immer so. Als Kind konnte er bereits nicht einschlafen, als er noch arbeitete, schleppte er sich mühsam und immer müde zur Arbeit und durch den Tag.

Fast genau ein Jahr vor Hermanns Geburt war sein älterer Bruder geboren worden, der im Alter von einigen Wochen am sogenannten plötzlichen Kindstod gestorben war. Morgens hatte er tot in der Wiege gelegen! Wir können uns vorstellen, mit welchen Gedanken und Ängsten seine Mutter Hermann dann als Baby zum Schlafen hingelegt hat. Ja, auch ihm könnte dasselbe widerfahren. Da bekommt er die Prägung, dass er im Schlaf sterben könnte - wie sein Bruder. Das Kind spiegelt die Mutter, es fühlt, was sie fühlt, und so wird ihre Angst auf ihn übertragen, vollkommen unbewusst.

Für Hermann bedeutete das eine lebenslange Gratwanderung: Schlafe ich nicht, überlebe ich nicht. Schlafe ich, kann ich auch sterben und nicht mehr wach werden! Furchtbar! Das bedeutet, dass er bis dahin so wenig wie möglich und aber doch so viel wie zum Überleben notwendig schlafen konnte/musste.

Es fiel Hermann wie Schuppen von den Augen! Klar war für ihn, dass er nun in seinem Alter nicht mehr an plötzlichem Kindstod sterben kann und einen anderen Grund, in der Nacht zu sterben, konnte er auch nicht finden.

Hermann fuhr nach Hause und in der darauffolgenden Nacht hat er von 22 Uhr an rund um die Uhr bis mittags geschlafen ...

Einmal habe ich in einem öffentlichen Vortrag über Schlafstörungen gesprochen, nach dem Vortrag kam eine Dame auf mich zu und meinte, dass sie nun endlich ihr Schlafproblem verstanden habe und dass sie nun auch wieder schlafen werde: "Ich habe große Mühe einzuschlafen und das seit einer gefährlichen Operation, der sich unsere Tochter unterziehen musste. Damals hatte ich große Angst, dass sie diese Operation nicht überlebt, dass sie nicht mehr aus der Narkose erwacht!" Ja, das war es wohl!

Hier sei auch vermerkt, dass Menschen nachts sterben können, durch einen Schlaganfall zum Beispiel. Aber auch die, die eben einfach im Bett sterben, weil sie krank und bettlägerig sind (in der Klinik oder zu Hause), sind nicht zu vergessen. Hierbei kann eine "senile Bettflucht" zu verhindern suchen, dass man im Bett stirbt.

2. Thema:

Jemand anders könnte sterben, ohne dass man bei ihm wacht!

Logische Fragen: Gab es jemanden in der Familie, bei dem nicht am Sterbebett gewacht wurde? Hätte jemand gerne neben einem Sterbenden gewacht, um dabei zu sein, wenn er stirbt?

Beispiele:

Else, damals 63 Jahre alt.

Else erzählt mir nebenbei, dass sie fast jede Nacht kurz vor 2 Uhr aufwacht und dann nicht mehr einschlafen kann, meist ist es 5 vor 2 Uhr.

Obschon es auf der Hand lag, hatte Else nie die Verbindung hergestellt zwischen dem Tod ihres Mannes und ihrem Schlafproblem.

Elses Mann war deutlich älter als sie gewesen, er war krank und bettlägerig, sie umsorgte und pflegte ihn. Als es auf das Ende zuging, hat sie jede Nacht bei ihm gewacht. Eines Abends sagte ihr Stiefsohn zu ihr: "Leg du dich diese Nacht mal hin, du bist ja total übermüdet, ich wache bei ihm." "Gut, aber sobald irgendetwas ist, weckst du mich!" Else schlief im Nebenzimmer und die Zwischentür blieb etwas offen. Else schlief gleich ein, dann wurde sie um 2 Uhr wach. "Ich bin erwacht von seinem letzten Atemzug/Stöhnen, ich bin rüber zu ihm, da war er tot, er atmete nicht mehr - und mein Stiefsohn lag im Sessel und schnarchte!"

Sie wurde nunmehr immer um kurz vor 2 wach, so als ob sie dann doch da sein könnte, wenn ihr Mann stirbt. Ich erklärte

Else, dass ihr Mann sicher den Moment abgewartet hat, in dem sie nicht da war, um zu sterben ...

Else konnte das so annehmen und schlief fortan wieder durch.

Jenny, damals 18 Jahre alt.

Jenny konnte plötzlich nicht mehr schlafen, sie schlief schlecht ein, wurde dann auch noch öfter nachts wach.

Ich frage, ob jemand im Schlaf gestorben ist, vielleicht mit 18? Nein.

Oder wurde bei einem Sterbenden nicht gewacht? Jennys Mutter fing gleich zu weinen an. Als sie 18 war, ist ihre Oma gestorben. Die Oma lebte und starb bei ihnen im Haus. In der Nacht, in der sie gestorben ist, hätte Jennys Mutter so gerne bei ihr gewacht, wie sie es schon einige Nächte zuvor getan hatte. Ihre Mutter bestand aber darauf, dass sie sich diese Nacht ausruhen und schlafen sollte, da sie einen wichtigen Schultag vor sich hatte.

Als Jenny nun 18 war, kam diese völlig unbewusste Erinnerung hoch. Nachdem die Mutter ihre Emotionen ausführlich mitteilen und ausdrücken konnte, war alles gut. Damals war man nicht so auf ihre Gefühle eingegangen, wie sie es sich gewünscht hätte.

Dagmar, damals 14 Jahre alt.

Dagmar hatte plötzlich Schlafstörungen, ähnlich wie Jenny.

Wir konnten kein Ereignis ausmachen, das zum damaligen Zeitpunkt diese Probleme ausgelöst haben könnte.

Als Dagmar halb so alt war, als sie also sieben Jahre alt war, ist ihr Brüderchen gestorben. Der Kleine hatte Herzmissbildungen und ist mit vier Monaten gestorben. Er lag damals in der Uniklinik.

Die Eltern wurden abends gegen 19 Uhr alarmiert. "Es geht Ihrem Sohn schlecht, wenn Sie dabei sein möchten, wenn er stirbt, dann kommen Sie bitte sofort in die Klinik!" Die Eltern überlegen kurz, ob sie Dagmar mitnehmen oder nicht, entscheiden sich aber dann dagegen und rufen die eine Oma herbei, von der sie wussten, dass sie nicht selbst gestresst sein würde - nicht wie die andere Oma. Die Eltern fahren los und Dagmar ist mit der Oma alleine zu Hause. Die Oma bringt sie zu Bett, Dagmar kann bei ihr im großen Bett schlafen. Dagmar kann nicht schlafen, sie muss an ihr Brüderchen denken und daran, dass es gerade stirbt ... Dann hört sie auf einmal die Oma schnarchen! Sie war entsetzt! Wie kann die Oma jetzt nur schlafen!

Bemerkung: Wir wachen bei Sterbenden und wir wachen auch bei Toten. Traditionell wird drei Tage Totenwache gehalten. Weshalb tun wir das?

Bei Sterbenden wachen wir, damit sie in Ruhe sterben können, damit nicht wilde Tiere kommen und sie behelligen oder bei lebendigem Leibe anbeißen. Unser Gehirn funktioniert noch so, als ob wir in der Natur lebten.

In den meisten Kulturen und Religionen geht man davon aus, dass die Seele drei Tage braucht, bis sie den Körper ganz verlassen hat bzw. den Körper zurücklassen kann. Diese drei Tage passen wir also auch noch auf den Leichnam auf, damit sich dieser Prozess ungestört vollziehen kann.

3. Thema:

Es könnte etwas Schlimmes passieren, wenn man nicht aufpasst. Jemand anders könnte sterben, wenn man nicht über ihn wacht! Hier geht es um die Illusion, etwas verhindern zu können, wenn man nur genug aufpasst.

Beispiele:

Egon, damals 35 Jahre alt.

Egon arbeitete immer in der Nacht. Er fuhr mit seinem Milchtanklastzug die Bauernhöfe ab, um die Milch dann zur Molkerei zu transportieren. “Ich habe furchtbare Angst, in der Nacht am Steuer einzuschlafen und so einen Unfall zu bauen, es ist dunkel, es ist praktisch niemand auf der Straße. Ich bin todmüde, aber wenn ich dann morgens nach Hause komme, kann ich doch nicht einschlafen!”

Er muss also immer aufpassen, dass kein Unfall passiert. Schauen wir in die Familiengeschichte, gab es Unfälle? Ein Cousin ist mit sieben Jahren tödlich verunglückt, man hatte nicht gut auf ihn aufgepasst. Egon selbst wäre auch als Kind einmal fast umgekommen. Beim Nachbarn wurde ein alter Baum gefällt, Egon war neugierig und schaute dem Ereignis zu. Dann kippte der Baum langsam, aber er kippte nicht in die geplante Richtung, sondern genau auf Egon zu! Im letzten Moment kam einer der Erwachsenen und riss ihn weg von dieser Stelle. Fast hätte ihn der Baum erschlagen und die verantwortlichen Erwachsenen hätten auch da wieder nicht aufgepasst gehabt!

Ich erkläre Egon, dass er aus diesem Grunde ständig auf seine Kinder aufpassen muss, dass er nur nachts zur Arbeit gehen kann, weil dann die Kinder im Bett liegen und ihnen nichts passieren kann. Wenn er nach Hause kommt, stehen die Kinder auf und dann muss er auf sie aufpassen, er kann sich als Vater praktisch nicht erlauben zu schlafen. Weiter frage ich ihn, wie er das denn bewerkstelligen will, gleichzeitig auf drei Kinder aufzupassen, denn wenn ich wirklich mein Kind beschützen will, dann darf ich nicht weiter als eine Armlänge von ihm entfernt sein, um im Notfall zugreifen oder eingreifen zu können. “Auf dem Kinderspielplatz passen wir nicht wirklich auf die Kinder auf, wir sitzen auf der Bank und schauen zu. Wenn eines fällt, können wir nur trösten oder ein Pflaster aufkleben. Wie wollen Sie das denn machen, gleichzeitig auf drei Kinder aufpassen?!” Egon lachte laut auf. “Letztens waren wir auf dem Kinderspielplatz, eines unserer Kinder kletterte die Leiter hoch, um auf die Rutschbahn zu kommen. Ich stand an einer Seite der Leiter und meine Frau an der anderen Seite, die Kleine ist trotzdem noch zwischen uns runtergefallen!"

Es war etwas "Überzeugungskraft" gefordert, um Egon dazu zu bringen, diese Illusion aufzugeben, dass er irgendetwas verhindern könnte. Wenn etwas passieren soll, dann passiert es! Da sind wir machtlos. Es mag Schicksal sein oder ein höherer Plan, da es keinen Zufall gibt!

Egon ging nach Hause und konnte schlafen, wie er mir berichtete, als er den zweiten Termin, den wir vereinbart hatten, absagte, weil er überflüssig geworden war.

Eine Dame kam wegen Schlafstörungen, ich kann mich nur noch bruchstückhaft an sie erinnern. Es war aber so, dass ihr Mann schon über Jahre schwer depressiv war, sie tat alles, um ihn aufzumuntern, um ihm sein Leben noch lebenswert zu gestalten, um ihn praktisch vom Selbstmord abzuhalten. Sie passte auf, dass er "keinen Blödsinn" machte.

An Heiligabend war sie noch schnell in den Feinkostladen gegangen, um ein Paar leckere Sachen zu besorgen. Als sie nach Hause kam, hatte er sich im Flur an der Treppe nach oben aufgehängt. Sie hatte aufgepasst, aber noch nicht genug. Seitdem konnte sie nicht mehr schlafen! Sie meinte auch, sie hätte den Selbstmord verhindern können, ja müssen.

Eine Bekannte erzählte mir, dass sie zwar in der Regel einigermaßen gut schläft, aber mehrfach während der Nacht wach wird und nicht mehr einschlafen kann. Sie liegt im Bett und oft steht sie dann auf, bügelt etwas oder beschäftigt sich eine Stunde lang, dann kann sie wieder einschlafen und wird vielleicht noch einmal wach. Sie hatte ihre Mutter morgens tot im Bett gefunden. So vergewissert sie selbst sich mehrfach in der Nacht, noch fähig zu sein, wieder aufzustehen ...

Da wir von Schlafproblemen sprechen, kommen wir auch kurz auf die **Schlafapnoen**, die Atemaussetzer während des Schlafes: Man spricht von obstruktiven Schlafapnoen und auch von der Möglichkeit eines Kommunikationsproblems zwischen Gehirn und Atemmuskeln.

Wie dem auch sei ... Wenn wir davon ausgehen, dass unser Gehirn (Kommandozentrale und Supercomputer) nur darauf aus ist, uns möglichst lange am Leben zu erhalten, fragen wir uns, wann es überlebensfördernd ist, nicht zu atmen. Das ist kurios, da atmen gleich leben ist. Wer atmet, der lebt! Logisch ist es nur, besser nicht zu atmen, wenn die Atmung oder die Luft, die ich atmen würde, mich umbringen könnte.

Mein erster Patient mit Schlafapnoen, nennen wir ihn **Helmut**: Helmut war 37 Jahre alt, als er mich mit seiner Frau aufsuchte. Er meinte, dass er mit 34 damit angefangen hat, seitdem fühlte er sich morgens nicht mehr ausgeruht und wie gerädert.

Wir fragten uns, wozu das wohl gut sein könne, die Luft anzuhalten. Helmut sagte, dass er ganz gut die Luft anhalten kann, z. B. wenn er morgens in die Tiefgarage des Bürokomplexes fährt, in dem er arbeitet, nimmt er (wegen der vielen Autoabgase) einen ganz tiefen Atemzug, bevor er die Wagentür öffnet und aussteigt, er hält die Luft an, steigt in den Fahrstuhl und atmet erst wieder, wenn er oben aus dem Fahrstuhl tritt. Auch wenn er auf dem Bürgersteig an einem Raucher vorbeigeht, hält er die Luft an. Auf die Frage "Warum denn?", antwortet er, dass das ungesund sei.

Da ich damals noch nicht genau wusste, wonach ich suchen musste, habe ich den kinesiologischen Muskeltest benutzt, um an Informationen zu kommen. Wir testeten, dass es bei ihm eine Information dazu gibt, wenn wir uns anschauen, was gewesen ist, als er 18 Monate alt war. Helmut sagte gleich, dass er sich da an nichts erinnern könne. Ich stellte mir vor, was hätte sein können. Mit 18 Monaten ist das Kind schon sehr mobil, sehr neugierig und es fasst alles an, man muss es ständig im Auge haben. Ich sagte zu Helmut, dass er vielleicht mal in der Küche an einem Knopf am Gasherd gedreht hat. Das verneinte er sofort energisch: "Das kann nicht sein, meine Mutter hatte so große Angst wegen des Gasherdes. Mein Vater musste die Tür zwischen Küche und Wohnzimmer ausmontieren und ein Gitter dort einbauen, damit keines der Kinder in die Küche gelangen konnte, nicht beim Kochen und auch sonst nicht. Ich erinnere mich, dass mein älterer Bruder mal den Hintern versohlt bekommen hat, weil er über das Gitter in die Küche geklettert war, er war da schätzungsweise sieben Jahre alt. Meine Mutter stand um 4 Uhr auf, um die Wäsche auf der Gasflamme zu kochen, damit sie damit fertig ist, wenn die Kinder aufstehen ..."

Helmut konnte sich nicht erklären, warum die Mutter solche Panik hatte, wir fanden keinen Unfall mit Gas in der Familiengeschichte oder im Bekanntenkreis. Also benutzte ich wieder den Muskeltest. Diesmal gab es eine Information beim Großvater mütterlicherseits zu finden, als der 34 Jahre alt war. Interessanterweise war das das Alter, in dem vermutlich bei Helmut die Schlafapnoen begonnen hatten.

Helmut wusste nicht viel über seinen Großvater, nur drei Dinge, die allesamt wichtig waren und genügten. Sein Großvater war Tabakmeister, d. h. er hatte eine sehr feine Nase, er prüfte den Tabak, machte Mischungen usw., er verdiente damals schon sehr gut. Er war 1899 geboren, er war also 34 im Jahre 1933. Was war 1933? Richtig, die Machtergreifung Hitlers. Und da wusste Helmut eine Sache zu erzählen, worauf die Familie sehr stolz war: Zu Hitlers Geburtstag am 20. April verteilten die Funktionäre Hakenkreuzfahnen, womit die Bürger an diesem Tag die Hausfassaden schmücken sollten. Helmuts Großvater hatte aber schon in weiser Voraussicht den Fahnenhalter von der Fassade entfernt. Als die Funktionäre das sahen, warnten sie ihn: "Du, pass ja auf! Sonst kriegst du Schwierigkeiten!"

Ich fragte Helmut, was das denn für Schwierigkeiten hätten sein können. Er antwortete, dass er sicher Gefahr gelaufen wäre, in ein Konzentrationslager zu kommen - um da natürlich vergast zu werden. Im kollektiven Bewusstsein waren KZ und Vergasung gleich, auch wenn es 1933 direkt vielleicht noch keine KZs gab, 1934 gab es sie schon. Der Opa musste also aufpassen, immer auf der Hut sein. Helmut sagte, er habe auch noch bei Juden eingekauft, als man es schon nicht mehr gedurft hatte, und ihnen geholfen zu entkommen. Der Opa musste immer im Blick haben, ob da jemand in seiner Straße unterwegs war, der dort eigentlich nichts zu suchen hatte.

Nun war die Sache klar: Helmut hielt auch die Luft an, wenn er abends auf dem Sofa lag und sich bei schöner Musik entspannte, auch wenn er ganz konzentriert irgendeine technische Reparatur ausführen musste. Also immer dann, wenn er nicht aufpasste, was rund um ihn herum passierte, hielt er vorsichtshalber die Luft an. Wenn man nicht aufpasst (und wenn man schläft, passt man nicht auf), kommt man ins KZ und kann vergast werden. Anscheinend wurden zu Beginn die Menschen dort mit LKW-Auspuffgasen vergast.

Helmut fielen noch andere Dinge ein, die in Zusammenhang mit dieser Geschichte standen: Helmuts Frau ist Lehrerin und eines Tages wollte sie morgens mit den Kindern in das Klassenzimmer gehen, da nahm sie vor der noch verschlossenen Tür einen Gasgeruch wahr. Sie brachte die Kinder wieder nach draußen, ging vorsichtig in den Klassenraum, wo tatsächlich Gas an dem kleinen Gasherd ausströmte. Sie drehte den Gashahn zu, lüftete ausgiebig und die Kinder konnten in den Klassenraum. Als sie das Helmut abends erzählte, war er außer sich. Wie konnte man nur?!

Helmut machte sich bewusst, dass er diese Überlebensstrategie nun nicht mehr brauchte, dass er nichts mehr zu befürchten hatte. Und so fand er wieder zu einem erholsamen Schlaf.

Auch bei Babys, die Atemaussetzer haben, schaut man in die Familiengeschichte nach Vorfahren, "die das Leben nicht wert waren", nach "unwertem" Leben.

Einmal habe ich eine Familie betreut, wo das jüngste Kind große Atemprobleme hatte. Dieses Kind war ursprünglich nicht mehr geplant, nicht mehr gewollt, nicht von den Eltern und nicht von den Geschwistern. Nun waren aber alle in großer Sorge, dass das Baby einmal nicht mehr atmet, es lag in der Klinik unter ständiger Kontrolle. Als alle (jeder einzeln) dem kleinen Mädchen gesagt haben und auch so gefühlt haben, dass sie froh sind, dass es da ist und lebt, waren die Atemaussetzer vorbei und sie konnten die Kleine mit nach Hause nehmen.

Bei Erwachsenen mit Schlafapnoen habe ich auch festgestellt, dass es Menschen sind, die in der Nacht mit dem Tod liebäugeln. Es ist ihnen bewusst, dass es gar nicht schlimm wäre, wenn sie am nächsten Morgen nicht mehr wach würden. Sie haben sogar das Gefühl, dass es den anderen, der Familie, auch egal wäre - so zumindest ist ihr subjektives Empfinden.

Andere leiden unter **Narkolepsie**. Noch nie konnte ich die Hypothesen mit einem Betroffenen überprüfen. Auch dieses Verhalten muss aber irgendwie dem Überleben dienen. Inwiefern ist es z. B. wichtig oder auf jeden Fall besser, in einer enormen Gefahrensituation zu schlafen, einfach nichts mitzubekommen? Oder soll es so sein, dass man sich selbst kampfunfähig macht, dass man sich tot stellt oder keinen Ton von sich gibt? Manche Raubtiere fressen eine Beute nicht, wenn sie schon tot ist.

Auf jeden Fall müsste man sich die Todesursachen der Vorfahren ansehen und analysieren, ob die Narkolepsie vielleicht einen Tod hätte verhindern können.

Beim **Schlafwandeln** müsste man sich fragen, warum es wichtig für diese Person ist, das Bett nachts zu verlassen, oder warum sie besser nicht im Bett anzufinden ist. Vielleicht gab es nächtliche oder abendliche Bombenangriffe, bei denen jemand aus der Familie im Bett schlafend getötet wurde. Oder auch Missbrauch, vielleicht Vergewaltigung, nicht unbedingt bei der betroffenen Person selbst ...

KAPITEL 4

Was tun, um gesund zu werden?

Hilfe zur Selbsthilfe

Nun fragen Sie sich sicher, was Sie tun können, um Ihr gesundheitliches Problem loszuwerden. Es erfordert etwas Arbeit, zunächst einmal Forschungsarbeit und dann sehr wahrscheinlich auch emotionale Arbeit, wie eingangs schon gesagt.

Gehen Sie Schritt für Schritt vor, so wie auf den nächsten Seiten beschrieben. Nehmen Sie ein Heft oder ein Tagebuch und notieren Sie darin alles, was für die Ursachenfindung von Bedeutung sein könnte: Ihre Beobachtungen und Erinnerungen, die von Verwandten erhaltenen Informationen, Ihre Gedanken und Erkenntnisse usw.

Der erste Schritt: die Suche nach den Ursachen für Ihre Krankheit, die Suche nach der Antwort auf die Frage, warum Sie genau diese Krankheit haben und nicht etwa eine andere.

Wenn Sie Ihre Eltern noch haben, befragen Sie sie unbedingt. Fragen Sie nach wichtigen Erlebnissen während der Schwangerschaft!

Wie waren ihre Lebensumstände? Welche Stresssituationen gab es? Versuchen Sie, so viel wie möglich über Ihre Vorfahren zu erfahren! Befragen Sie Ihre Eltern und Verwandten ausgiebig, lassen Sie nicht locker, wenn man Ihnen sagt, dass es nichts Besonderes gab. Fragen Sie nach den Themen oder Dramen, die speziell etwas mit Ihrer Krankheit zu tun haben könnten.

Fragen Sie ...

- nach den Berufen! Sie sagen schon viel über den Alltag aus.
- nach den Charakteren Ihrer Vorfahren.
- nach dramatischen Erlebnissen.
- nach leidvollen Erfahrungen.
- nach den Todesursachen Ihrer Vorfahren.
- nach Kriegserlebnissen.
- nach früh verstorbenen Kindern.

Es ist wunderbar, wenn Sie Ihre Eltern noch befragen können. Wenn sie aber bereits verstorben oder nicht mehr in der Lage sind, Fragen zu beantworten, so ist das kein Beinbruch. Hier einige weitere Möglichkeiten, an Informationen zu kommen:

- (Ältere) Geschwister
- Entfernte Tanten und Onkel
- Freunde oder Nachbarn der verstorbenen Eltern
- Standesamt / Kirchenbücher / Ahnenforschung
- Kinesiologische Tests
- Familienaufstellungen
- Mit Hypothesen arbeiten

Reflektieren Sie: In welche Familie sind Sie hineingeboren worden? Welche Werte sind Ihnen (unbewusst) vermittelt worden?

Sie kennen nun die Themen, die hinter den verschiedenen Krankheiten stecken, also fragen Sie gezielt zu diesen Themen. Und Sie werden sehen: Sie werden fündig! Besuchen Sie ältere Verwandte oder Personen, die Ihre Vorfahren gekannt haben. Die alten Leute freuen sich, wenn man sich Zeit nimmt, mit ihnen über die Vergangenheit zu sprechen. Sie werden staunen, was für Geschichten zu Tage treten werden. Notieren Sie alle Informationen!

Wir können uns kaum ausmalen, was die Vorfahren z. B. in Kriegszeiten erlebt haben. Wenn ich mir zum Beispiel konkret vorstelle, dass plötzlich meine drei erwachsenen Söhne einen Stellungsbefehl bekämen, die Uniform anziehen und in den Krieg ziehen müssten ... furchtbar!

Wenn ich mir die Abschiedsszene vorstelle, läuft es mir eiskalt den Rücken herunter: Die Mütter und Väter bringen ihre Männer/Söhne zum Bahnhof, von wo aus sie an die Front gebracht werden sollen. **Sie können nicht ungehorsam sein!** Ich als Mutter würde es unerträglich finden ... und es doch ertragen müssen, da es keine andere Möglichkeit gibt.

Wenn Sie alle möglichen Informationen zusammengetragen haben, nehmen Sie sich Ihr Notizheft und überlegen Sie:

- Was habe ich über meine Familie herausgefunden, die Themen und das Verhaltensmuster meiner Krankheit betreffend?
- Welche dramatischen Erlebnisse meiner Vorfahren wirken in mir?

Notieren Sie alle Informationen und Erkenntnisse!
Zeichnen Sie Ihren Stammbaum!

Anleitung zum Zeichnen Ihres Stammbaums

Wenn Sie alle Fakten zusammengetragen haben, zeichnen Sie Ihren Stammbaum auf ein großes Blatt Papier, dann haben Sie alle Informationen auf einen Blick!

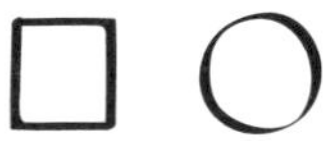

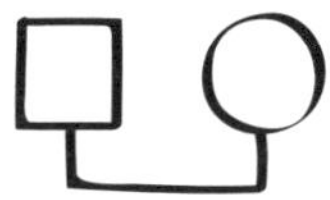

männlich weiblich Ehe/Verbindung

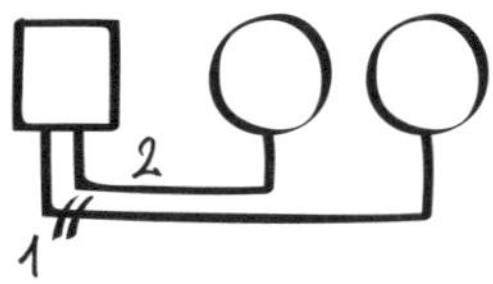

// : Trennung, Scheidung
1: erste Verbindung, 2: zweite Verbindung usw.

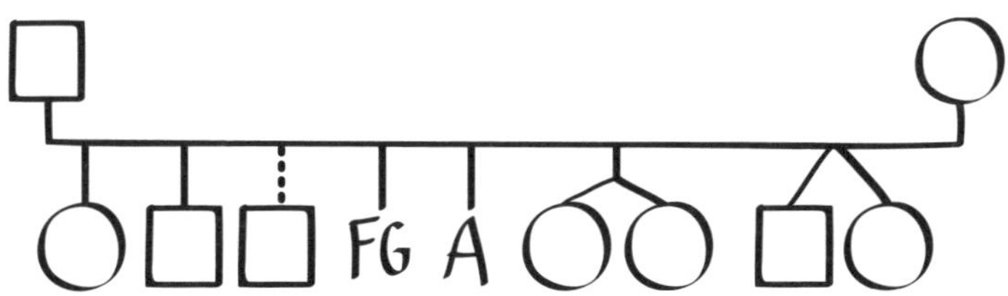

Kreis: lebende leibliche Tochter
Quadrat: lebender leiblicher Sohn

Mit gepunktetem Strich: **Adoptivkind**

FG: **Fehlgeburt**

A: **Abtreibung**

Ein Strich, der sich teilt: **eineiige Zwillinge**

Zwei Striche, die an einem Punkt beginnen: **Zweieiige Zwillinge**

So kann das Gerüst eines fertigen Stammbaums aussehen:

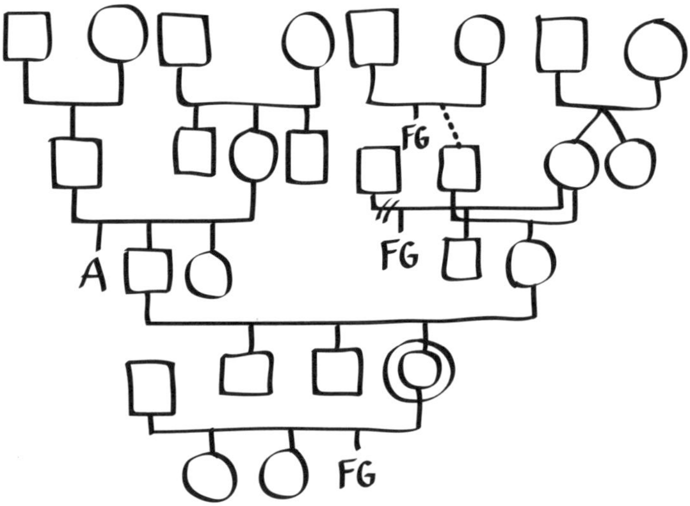

Zeichnen Sie Ihren Stammbaum mindestens bis zur Generation Ihrer Urgroßeltern, und fügen Sie auch Ihre Geschwister und Ihre Nachfahren ein.

- ⊙ Die Mitglieder derselben Generation werden auf einer Horizontalen angeordnet.
- ⊙ Der Mann wird immer links und die Frau rechts eingezeichnet.

- Name und Vorname werden ins Zeichen geschrieben, dazu kommt das Geburtsdatum.
- Ihr eigenes Zeichen markieren Sie, indem Sie es doppelt zeichnen. (Als Therapeut kennzeichnen Sie so die Position Ihres Klienten.)
- Von der Paarverbindung ausgehend wird eine senkrechte Linie (eine für jedes Kind) bis zum Kreis oder Viereck des Kindes gezogen, und zwar in der zeitlichen Reihenfolge ihrer Geburten (ohne Nummer) von links nach rechts. Eventuelle Fehlgeburten und Abtreibungen werden ebenfalls eingefügt, auch Adoptivkinder, falls vorhanden.
- Über einer Paarverbindung wird das Hochzeitsdatum eingetragen. Bei Mehrfachehen tragen Sie die Scheidungen ein, möglichst mit Daten, wenn man sie weiß.

Notieren Sie dann noch zu jeder Person wichtige Informationen - wenn möglich, direkt neben ihr Zeichen (Viereck oder Kreis):

- den Beruf in Grün,
- Krankheiten und/oder Todesursachen in Rot,
- erlebte Dramen in Schwarz,
- die moralischen Werte in Blau,
- falls bereits verstorben, ein Kreuz und das Todesdatum mit schwarzem Stift.

Was fällt Ihnen auf, wenn Sie Ihre Familie nun in Form Ihres Stammbaumes vor sich sehen?

Gibt es Ähnlichkeiten zwischen dem väterlichen und dem mütterlichen Stammbaum?

Vielleicht sehen Sie sogar auf beiden elterlichen Seiten Hinweise auf Themen, die das Nervensystem betreffen.

Sie können sich aber von alldem befreien, indem Sie sich in die leidvolle Erfahrung eines jeden Ihrer Vorfahren hineinfühlen, von dem Sie mögliche Prägungen erhalten haben (könnten), so wie im folgenden Kapitel beschrieben.

Nehmen Sie sich dafür ausreichend Zeit, es braucht nicht alles an ein und demselben Tag gemacht zu werden.

Bitte beachten Sie bei Ihrer Ursachensuche auch folgende Regeln und Mechanismen der generationenübergreifenden Prägung!

Der "Generationenwalzer": Ganz wichtig - besonders auf körperlicher Ebene - sind für Sie die negativen Erlebnisse der Personen, die der Generation Ihrer Urgroßeltern angehören. Wir folgen dabei dem sogenannten Generationenwalzer (Dreivierteltakt: 1-2-3, 1-2-3).

Sehen wir uns das sich daraus ergebende vertikale, generationsübergreifende Schema an:

1	2	3
UGE	GE	E
4	5	6
ICH	Ki	Eki
7	8	9
UEKi	...	...

UGE: Urgroßeltern
GE: Großeltern
E: Eltern
ICH: die Person, die das Symptom zeigt
Ki: Kinder der Person, die das Symptom zeigt
EKi: Enkelkinder
UEKi: Urenkelkinder usw.

Wenn wir dem Dreivierteltakt des Walzerrhythmus folgen (eins-zwei-drei, vier-fünf-sechs, eins-zwei-drei, vier-fünf-sechs), dann ist es bei eins und bei vier, wenn die Musik wieder anfängt und ein neuer Takt beginnt. Die Vier ist auch das Symbol der Realität.

Dieser rhythmische Zusammenhang bedeutet für uns, dass wir unbewusst befürchten, dass das, was den Urgroßeltern oder deren Geschwistern passiert ist, uns auch wieder passieren könnte.

Warum entwickeln aber nicht alle Urenkel eines Urgroßvaters dasselbe Symptom? In den vielen Jahren meiner Arbeit habe ich immer wieder beobachtet, dass wir besonders die Informationen derjenigen Vorfahren "übernehmen" oder "nutzen", die dieselbe Nummer in der Geschwisterreihenfolge haben wie wir selbst.

Wenn Sie zum Beispiel Kind Nummer 3 sind, werden die Erlebnisse aller Vorfahren, die ebenfalls das dritte Kind ihrer Eltern waren, besonders in Ihnen nachwirken und somit Ihr Leben stark beeinflussen. Das zeigt sich insbesondere auch bei Verwandten, die nicht Ihre direkten Vorfahren sind, wie zum Beispiel Urgroßtanten oder -onkel.

Wichtig ist, dass alle Totgeburten, Fehlgeburten und Abtreibungen berücksichtigt werden! Dadurch ist es allerdings nicht immer möglich, die exakte Geschwisterreihenfolge in den vorhergehenden Generationen in Erfahrung zu bringen. Dies ist auch nicht wirklich unerlässlich.

Wenn man das erste lebende Kind ist, aber vor einem eine Abtreibung stattgefunden hat, so trägt man nicht die Nummer 1, sondern die Nummer 2 und muss sich in der Familie an *den* Vorfahren orientieren, die gleichfalls die Nummer 2 sind.

Ein Sonderfall: Es kann vorkommen, dass Sie zum Beispiel das erste Kind Ihres Vaters sind und das dritte Kind Ihrer Mutter. Sehen Sie sich dann im väterlichen Stammbaum *die* Vorfahren an, die auch die ersten Kinder waren, und im mütterlichen Stammbaum alle, die das dritte Kind waren.

Auch hier kommt der Walzerrhythmus zur Anwendung, wenn auch diesmal auf horizontale Art und Weise, ein und dieselbe Generation betreffend:

1	2	3
Kind 1	Kind 2	Kind 3
1	2	3
Kind 4	Kind 5	Kind 6
1	2	3
Kind 7	Kind 8	Kind 9
...		

Kind 1, Kind 4 und Kind 7 sind sehr "verwandt". Gab es in den vorherigen Generationen oft kinderreiche Familien, so haben wir heute nur noch selten sieben oder mehr Kinder. So kommt es, dass das Kind 7 in der Generation der Großeltern seine Informationen bevorzugt den Kindern 1 und 4 in den nachfolgenden Generationen zukommen lässt, wenn es kein Kind 7 in der jungen Generation gibt.

Prägung durch den gleichen Vornamen:

Man wird bevorzugt von den Vorfahren (und ihrem Leben) geprägt, deren Vornamen man trägt, sei es als ersten oder als weiteren Vornamen.

Prägung durch "Weitergabe der Staffel":

Auch das Schicksal desjenigen, der zu der Zeit starb, als Sie geboren wurden, beeinflusst Sie maßgeblich.

Prägung durch die Paten:

Das Leben der Paten ist ebenfalls zu beleuchten. Sie sind eigentlich die Ersatzeltern, von den Eltern ausgesucht.

Oder auch das Leben des Vorfahren, von dem gesagt wird, dass man ihm gleicht.

Prägung durch die Helden und Vorbilder in der Familie:

Auch sie hinterlassen ihre Spuren in uns. Bevorzugt eifern wir ihnen nach und unbewusst wiederholen wir oft ihre Symptome oder Verhaltensweisen ... Das gilt manchmal auch für die "schwarzen Schafe" der Familie, von denen niemand redet.

Der zweite Schritt: die Befreiung - die Loslösung - die Lösung. Vielleicht schaffen Sie es nicht alleine und brauchen Unterstützung durch einen Therapeuten. In dem Falle erfragen Sie die Adresse eines Therapeuten in Ihrer Nähe (über die Internetseite www.biologisches-dekodieren.de).

Zunächst finden Sie heraus, welche Stresssituation Ihre Krankheit oder Ihr neurologisches Problem ausgelöst hat. Was haben Sie selbst erlebt – wahrscheinlich kurz vor Ausbruch der Krankheit? Fühlen Sie noch einmal dieses Gefühl! Sorgen Sie dafür, dass Sie für einige Zeit ungestört sind. Setzen Sie sich bequem hin und schließen Sie die Augen ... Gehen Sie tief in sich und stellen Sie sich die ursprüngliche Stresssituation vor. Erlauben Sie sich, diese einmal voll und ganz zu fühlen. Vielleicht tauchen weitere Emotionen auf, lassen Sie auch diese zu. Wichtig ist, dass Sie gefühlsmäßig die Verbindung zu Ihrer Krankheit bekommen, bis Sie fühlen: JA, das war es!

Dann lassen Sie Ihre Kindheit Revue passieren! Sicherlich gab es Stresssituationen, besonders was Befehle, Strenge und Autorität anging. Vielleicht müssen Sie zunächst erkennen, dass Ihre Kindheit doch nicht so schön war, wie Sie es sich eingeredet haben – einreden mussten.

Lassen Sie es zu!

Ein Tipp: Stellen Sie sich vor, dass Sie als Erwachsene(r) das Kind besuchen gehen, das so verzweifelt ist, vielleicht wurde es geschlagen oder auf eine andere Art bestraft.

Ich wiederhole hier, was ich auch schon in dem Buch "Frei von Migräne"[11] geschrieben habe: Erlauben Sie sich, wütend auf Ihren Vater, Ihre Mutter, auf die Umstände zu sein! Die Wut einmal so richtig zu fühlen, ist aber hier auf jeden Fall notwendig, denn unterdrückte innere Wut verhindert eine Heilung.

Wenn Sie bei sich eine Wut auf den Vater (meist verkörpert der Vater die Autorität) vermuten, nehmen Sie ein Blatt Papier und schreiben als Überschrift:

Papa (oder Vater), ich bin so wütend auf dich!

Dann folgt die Aufzählung, zum Beispiel:

- weil du mich so streng erzogen hast,
- weil du mich gezwungen hast, Dinge zu tun, die ich nicht wollte,
- weil du mich und meinen Willen gebrochen hast,
- weil du mich zum absoluten Gehorsam erzogen hast,
- weil du mich geschlagen hast und ich mich nicht wehren konnte,
- weil du mich gedemütigt hast,
- weil ich nicht den Beruf erlernen konnte, den ich wollte,
- weil du mir meine Krankheit eingebrockt hast,
- ...

---

[11] *Silberschnur Verlag 2019*

Geben Sie sich mehrere Tage Zeit, um die Liste zu vervollständigen.

Wenn die Liste komplett ist, trennen Sie auf dem Rechner die Wörter in Silben, jeweils 3 bis 4 Leertasten dazwischen, Sie entfernen die Satzzeichen, schreiben alle Wörter klein und drucken den Text aus. Dann nehmen Sie ein großes Foto Ihres Vaters (wenn Sie kein Foto von ihm haben, dann zeichnen Sie seinen Kopf auf ein Blatt Papier), gehen in den Wald oder an einen Ort, an dem niemand Sie stören oder hören kann. Dort befestigen Sie das Foto (an einem Baum) und beginnen zu lesen:

Papa, ich bin so wütend auf dich, weil ...

Lesen Sie sehr langsam, bei jeder Ausatmung eine Silbe. Das braucht etwas Zeit, aber durch das ab ge hack te le sen ü ber lis ten sie ih ren be wuss ten fil ter und Emotionen kommen an die Oberfläche, sie sollten spontan von innen heraus kommen.

Manche schlagen dann (z. B. mit einem Ast) auf ihren Vater ein, spucken ihn an oder zertreten das Foto ... Erlauben Sie sich das an dieser Stelle. Hauptsache, Sie spüren die Wut, die so lange in Ihnen gespeichert war, einmal richtig, damit sie sich lösen und dann auflösen kann.

Achtung: Auf Kommando einfach so auf den Vater einschlagen, bringt nichts, die Wut soll wirklich gefühlt von innen aufsteigen.

Sie sollten sich auf keinen Fall persönlich an den Vater (oder an die Mutter, wenn sie eher die Autorität für Sie verkörperte) wenden, das würde Sie nicht weiterbringen, im Gegenteil. Ihre Heilung sollte nicht davon abhängen, dass andere Menschen ihre Haltung ändern oder ihre Fehler einsehen. Die Wut steckt in *Ihnen*, und *Sie* machen das mit sich selbst aus.

Wenn die Wut sich Luft gemacht hat, verpufft sie in der Regel automatisch. Es ist wie ein reinigendes Gewitter, danach können

Sie frei atmen und die frische Luft genießen. Sie werden angenehm überrascht sein, wie frei Sie sich anschließend fühlen.

Fühlen Sie die Emotionen Ihrer Vorfahren!

Haben Sie Vorfahren entdeckt, die in Bezug auf die Themen, die mit Ihrer Krankheit zusammenhängen, Schlimmes erlebt haben? Dann versetzen Sie sich emotional in sie hinein und fühlen Sie den Stress, die Gefühle, die sie damals (wahrscheinlich) erlebt haben.

Stellen Sie sich zum Beispiel vor, wie der furchtbare Stellungsbefehl kommt oder wie die Nachricht vom "Heldentod" eine Mutter oder Ehefrau erreicht. Diese Todesnachricht ist schier unerträglich! Dieser sinnlose Tod - gefallen für das Vaterland ...

Fühlen Sie, was Ihre Vorfahren damals empfunden haben: Es können alle möglichen Gefühle zutage treten, Trauer, Verzweiflung oder wieder Wut ...

Nur wenn Sie das Gefühl in all seinen Facetten und in seiner ganzen Stärke und Dramatik zulassen, kann es befreit werden und sich auflösen. Haben Sie keine Angst vor diesen starken Gefühlen!

Wenn Sie sich aber im Vorfeld unsicher fühlen, weil Sie fürchten, dass die Emotionen Sie überwältigen könnten, empfehle ich Ihnen, sich an jemanden zu wenden, der Sie dabei begleiten kann - jemand, der keine Angst vor dem Ausdruck intensiver, auch negativer Emotionen hat, der Sie sogar ermuntern kann, noch tiefer, tief genug, in diese Gefühle zu gehen.

Wenn Sie alleine oder zu zweit nicht weiterkommen, holen Sie sich Hilfe bei einem Therapeuten für Biologisches Dekodieren oder bei einem guten Psychotherapeuten, dem Sie erklären, wo Ihr Problem liegt, das Sie nun erkannt haben. Bitten Sie ihn, dort bei Ihnen anzusetzen. Vielleicht empfehlen Sie ihm auch die Lektüre dieses Buches, damit er gezielt vorgehen kann.

Verurteilen Sie sich nicht dafür, dieses Verhaltensmuster gehabt zu haben. Sie hatten bisher keine Möglichkeit, sich anders zu verhalten, denn Sie waren biologisch darauf programmiert, endlich eine Lösung zu finden für den fürchterlichen Stress, der damals nicht gelöst werden konnte und der seit diesem prägenden Moment in Ihrem Gehirn gespeichert ist.

Entscheiden Sie sich, wie es in Ihrem Leben weitergehen soll

Nachdem Sie nun Ihre Krankheit verstanden haben, stehen Sie heute vor der Wahl: Ist das, was ich und meine Vorfahren erlebt haben, es noch wert, dass es mir so schlecht geht?

Sie können natürlich wütend auf Ihre Krankheit oder auf Ihren Körper sein, lassen Sie den Ärger raus - und dann erinnern Sie sich daran: Ihr Körper hat ganz einfach biologisch sinnvoll reagiert, um so Ihr Überleben zu sichern.

Wenn Sie sich die Hintergründe bewusst machen und aufarbeiten, das heißt, wenn Sie eine Lösung für den (alten) Stress finden, braucht Ihr Körper nicht mehr so zu reagieren.

Bisher hatten Sie, Ihr Verhaltensmuster und Ihre Krankheit betreffend, keine Entscheidungsfreiheit, denn Sie standen unter dem Einfluss Ihrer unbewussten Prägungen. Jetzt aber kennen Sie die Zusammenhänge, haben verstanden und gefühlt, wie es zu Ihrer Krankheit gekommen ist.

Nun haben Sie die Wahl.

Jetzt bleibt nur noch eines tun, um Ihre Krankheit ein für alle Mal zu verabschieden: Ihre neu gewonnene Wahlfreiheit nutzen und sich entscheiden, wie es in Ihrem Leben weitergehen soll.

Fragen Sie sich:

- Will oder muss ich noch weiter Opfer sein? Bin ich bereit, ungehorsam zu sein? Kann/darf es mir jetzt gut gehen?

- Bin ich bereit, den verbitterten Kampf aufzugeben und die Situation so zu akzeptieren, wie sie ist/war?
- Möchte ich die Vorteile meiner Krankheit/meine Vergnügen, die daran gekoppelt sind/waren, behalten? Oder will ich ein aktives Leben, Verantwortung übernehmen, arbeiten gehen, schöne Erlebnisse unbeschwert genießen können?
- Muss ich mich noch an die schlimmen Erlebnisse meiner Vorfahren erinnern? Oder kann die Vergangenheit Vergangenheit sein?
- Erlaube ich mir, selbstbestimmt zu leben? Muss ich noch jemandem über mein Handeln Rechenschaft ablegen?
- Will ich weiterhin glauben, dass meine Krankheit unheilbar ist, so wie es viele Ärzte und Betroffene meinen? Oder habe ich verstanden, dass ich diese Krankheit hatte, weil mein Körper bisher in einem unbewussten Stress gefangen war? Bin ich ganz und gar davon überzeugt, dass ich gesund werde?

Ich erinnere an die Geschichte der kleinen Pia (mit spinaler Muskelatrophie).

Es ist der Zweifel, der ganz heimtückisch sein kann. Entwickeln Sie die Kraft und die Überzeugung in sich! Erlangen Sie Ihre Freiheit zurück! Sie sind der Schöpfer! Der Körper folgt immer Ihren Gedanken und Ihren Überzeugungen!

Hinweise für Therapeuten

Die folgenden Hinweise richten sich vor allem an Therapeuten, sind aber auch für Betroffene hilfreich und erhellend.

Manche Patienten kommen unbewusst in die Therapie mit dem Bedürfnis zu beweisen, dass ihnen keiner helfen kann, dass all jene, die ihnen quasi versprechen, Abhilfe zu schaffen oder helfen zu können, unfähig sind. Sie sabotieren damit selbst ihre Heilung, sie haben das unbewusste Bedürfnis, sich an den heutigen Ärzten und Therapeuten stellvertretend zu rächen für das, was in der Familie lange zuvor geschehen ist, dabei handelt es sich meist um Ärztefehler. Als Therapeut vergewissert man sich, ob nicht ein solches unbewusstes Bedürfnis da ist. Diese Möglichkeit sollte man immer im Blick haben.

Als Therapeut sollte man die Herausforderung nicht annehmen. Das heißt, man sollte nicht unbedingt der Therapeut oder Arzt sein wollen, der helfen und heilen kann. Ein Therapeut, der den Anspruch an sich selbst hat, Leute heilen zu wollen oder zu können, zieht solche Patienten unbewusst sehr stark an, also die Patienten, die einem dann klarmachen, dass man diese Macht über sie eben nicht hat.

Man kann sich nur selbst gesund machen.

Viele Patienten kommen, weil sie erwarten, dass jemand anders sie gesund macht. Sie hoffen auf die richtige Erkenntnis, die richtige Therapie, das richtige Medikament, die richtige Ernährung ...

Ich lege in der Therapie sehr viel Wert darauf, dass der Patient schnell versteht, dass nur er selbst sich gesund machen kann. Ich heile niemanden; der Patient allein entscheidet, ob und wann er gesund wird.

Als Therapeut habe ich dabei jedoch die Aufgabe, ihm sehr deutlich zu machen, wie er funktioniert, wie er "tickt", welches sein Denk-, Gefühls- und Verhaltensmuster ist und durch welche familiäre Prägung er dazu gekommen ist. Erst wenn er versteht und auch fühlt, in welcher Familiengeschichte (oder auch Kindheitsgeschichte) er gefangen ist, kann er bewusst daraus aussteigen.

Zeigen Sie Ihrem Patienten, um welche Entscheidung es für ihn geht, wenn er gesund werden will. Nur er selbst kann diese Entscheidung treffen.

Was aus meiner Erfahrung die Heilung blockieren oder verhindern kann:

Einige Patienten können ihre Krankheit schnell und leicht loslassen. Andere erweisen sich zunächst als therapieresistent. Das sind Patienten, die ihre Symptome unbewusst noch "brauchen". Die häufigsten unbewussten Heilungsverhinderer sind:

1. Der (unbewusste) Wunsch, Opfer zu sein

Wenn es mir gut geht, kann ich nicht behaupten, dass ich ein Opfer bin! Nur wenn es mir schlecht geht, habe ich eine Chance, als Opfer anerkannt zu werden. Dann kann ich meine Peiniger anklagen, in der Hoffnung, dass sie für schuldig befunden und bestraft werden. Wenn ich als Opfer anerkannt werde, habe ich alle Rechte.

Dieses Unterfangen ist in den meisten Fällen aber zum Scheitern verurteilt, jedenfalls so lange, wie die Krankheiten (in der Schulmedizin) als zufällige Schicksalsschläge angesehen werden. Erst mit dem Biologischen Dekodieren bekommt der Patient die Chance, einen Schuldigen zu finden.

Beweise oder Zeugen, die seine Anklage untermauern könnten, erhält er aber auch hier nicht; nicht einmal hier werden die Eltern "offiziell" als Täter anerkannt - sie werden somit nie verurteilt werden können! Vielleicht ein Grund, die Krankheit doch zu behalten, in der Hoffnung, dass eines Tages Gerechtigkeit walten wird...

Dies sollte vom Therapeuten überprüft werden: Wenn man das Thema anspricht, beobachtet man, wie der Patient darauf reagiert, er selbst gibt im Gespräch Hinweise, ob er sich als Opfer sieht oder nicht. Manche fragen z. B. spontan, ob sie sich mit ihren Eltern oder speziell mit ihrem Vater diesbezüglich aussprechen sollen, das ist ein klarer Hinweis darauf, dass sie gern sähen, dass der Vater sich schuldig fühlt oder vielleicht sogar um Verzeihung bittet, also quasi ein Geständnis ablegt.

Eine Verurteilung und Bestrafung wäre natürlich letztlich nur eine Art "Trostpreis", der einen vielleicht mit Genugtuung erfüllen würde, aber letztlich unbefriedigt ließe. Im Grunde geht es einem darum, dass Vater oder Mutter endlich fühlen, was sie einem angetan haben, dass sie den Schmerz und Schock des Kleinkindes fühlen, dass sie ihre Schuld eingestehen.

Es ist also auch möglich, dass jemand seine Krankheit behalten "möchte", weil nur diese schlimme Krankheit anderen klarmachen kann, WIE schlimm es gewesen ist, was er erlebt hat. Wenn die Krankheit mit Schmerz einhergeht, entspricht die Intensität des körperlichen Schmerzes im Allgemeinen der Intensität des seelisch-moralischen oder emotionalen Schmerzes, den man ursprünglich gefühlt hat. (Das gilt auch für andere Schmerzerkrankungen, z. B. die Fibromyalgie.)

Man ist nur so lange Opfer, bis man die Entscheidung trifft, damit aufzuhören. Wenn man den Opferstatus aufgibt, lernt man unweigerlich andere Vergnügen im Leben kennen.

2. Wut auf die Eltern/den Vater

Bei fast jedem Patienten kommt irgendwann Wut auf die Eltern auf. Falls nicht, sollte man das überprüfen. Als Therapeut wissen Sie wahrscheinlich, wie Sie vorgehen müssen, um den Patienten eventuelle Wut auf die Mutter spüren zu lassen; eine Möglichkeit habe ich im vorherigen Kapitel beschrieben.

Es ist vollkommen normal und sogar legitim, dass die Wut gespürt wird, und zwar in ihrem ganzen Ausmaß! Schließlich wird einem beim Biologischen Dekodieren plötzlich klar, dass die Eltern gefühlt (subjektiv) verantwortlich für die Krankheit sind – jedenfalls empfindet man das zunächst oft so.

Der Wut, die auf diese Erkenntnis folgt, sollte Ausdruck verliehen werden, sonst bleiben diese Emotionen unterschwellig vorhanden – was nicht nur die Heilung verhindert, sondern erfahrungsgemäß auch oft dazu führt, dass diese Wut an anderen (dem Partner, den Kindern, den Arbeitskollegen, den Freunden) ausgelassen wird, die dann darunter zu leiden haben.

Man sollte auf keinen Fall den Fehler begehen, sofort die Eltern zu entschuldigen, zum Beispiel mit dem Argument, dass diese auch eine schlimme Kindheit hatten ... oder dass man ihnen doch schließlich dankbar sein müsse, weil sie einem das Leben geschenkt haben. Das innere Kind würde sich nicht verstanden fühlen in dem, was es erlebt hat, und würde nur noch wütender werden.

Falls der Patient in diese Richtung denkt, fragen Sie ihn, wie sich sein inneres Kleinkind wohl fühlen würde, wenn man von ihm, dem Kleinen, verlangte, Verständnis für seine Eltern zu haben, weil sie eine schlimme Kindheit hatten oder weil sie "überfordert" waren, dafür kann das Kind schließlich nichts ...

Sehr schnell wird der Patient selbst merken, dass diese Sichtweise für sein inneres Kleinkind unannehmbar ist. Es fühlt sich nicht verstanden, sondern im Stich gelassen – sogar von dem Erwachsenen, der aus ihm geworden ist!

Es ist immens wichtig, dass der Patient Verständnis für sein inneres Kind erlangt. Manchem wird erst dadurch bewusst, dass das Entschuldigen der Eltern der falsche Weg ist, um sein Problem loszuwerden.

Wenn also Wut auftaucht - die Wut des (z. B. geschlagenen) Kindes oder die Wut des Erwachsenen, der jetzt erkennt, wie übel ihm mitgespielt wurde und welch hohen Preis er in seinem Leben dafür gezahlt hat -, dann erlaubt man als Therapeut diese Wut zunächst einmal, ja, man lockt sie regelrecht heraus und schürt sie - so lange, bis sie dem Patienten absurd vorkommt und bis ihm (von selbst!) klar wird, dass die Eltern keine wirkliche Schuld trifft, denn sie sind/waren genauso in diesen Familiengeschichten verstrickt.

3. Eventuelle weitere Vorteile der Krankheit

Fragen Sie jeden Patienten, woran ihn seine Krankheit hindert. Welche Nachteile bringt sie ihm?

Vielleicht ergibt sich daraus ein Grund, die Krankheit weiterhin zu behalten; vielleicht ist das, was der Patient als Nachteil bezeichnet, bei näherem Hinsehen doch ein Vorteil für ihn, den er - bewusst oder unbewusst - noch behalten möchte. Wir haben das ausführlich im Kapitel über die Multiple Sklerose gesehen.

Beispiel: Nachdem **Gerhard** die Lähmungen seiner MS hinter sich gelassen hatte, konnte er doch noch nicht arbeiten gehen. Er hatte immer heiße Füße, er vertrug keine Schuhe, keine Strümpfe, zu mir kam er im Winter in Sandalen ohne Socken. Im Sommer hatte er seine Füße in zwei Eimer mit kaltem Wasser stecken müssen, um die Hitze zu ertragen.

Ich fragte ihn, warum es denn für ihn so wichtig ist, solch gut durchblutete Füße zu haben. Seine Füße waren rot und man konnte sich die Hände daran wärmen. Er meinte zunächst, dass sie das machen könnten, damit man ihm die Füße nicht amputiert!?

Wir schauten in den Stammbaum, es gab keinen Hinweis darauf, dass eine Amputation verhindert werden musste.

Aber Gerhard war der dritte Sohn seiner Eltern, er hätte unbedingt ein Mädchen sein müssen, man hatte schon einen Vornamen: Marion. Dann kam doch wieder ein Junge und man nannte ihn Mario, das n, also die zwei Beinchen, wurde(n) einfach angeschnitten.

Auf die Frage, woran denn diese heißen Füße ihn hindern, gab Gerhard folgende Antwort: "Ich kann nicht arbeiten gehen, ich bin in der IT-Branche, das geht nicht ohne Schuhe und Strümpfe, ich kann nicht mehr in die Sauna, ich kann kein Tennis mehr spielen und auch nicht mehr tanzen!" Vor der MS war Gerhard semiprofessioneller Tänzer gewesen.

Der Auslöser der MS war die Tatsache gewesen, dass Gerhards zweite Frau ihn zum zweiten Mal betrogen hatte - und zwar mit dem Paartherapeuten, den sie gemeinsam aufgesucht hatten, nachdem sie ihn ein erstes Mal betrogen hatte! Gerhards erste Frau hatte ihn auch schon betrogen. Nun war es des Guten zu viel gewesen! Gerhards Vater hatte seine Frau immer betrogen und irgendwie rächten sich jetzt seine Frauen (für seine Mutter) an ihm.

Es war nun klar, dass die heißen Füße ihn daran hinderten, dorthin zu gehen, wo man die Frauen kennenlernt, Gerhard war seit vier Jahren Single. Gerhards Vater hatte die Mutter beim Tanzen kennengelernt, seine Geliebten jeweils auf der Arbeit, Gerhard selbst hatte seine erste Frau beim Tennis kennengelernt und die zweite in der Sauna!

4. Angst vor Veränderung

Für manche Menschen ist es auf unterbewusster Ebene überlebenswichtig, keine Veränderung zuzulassen, denn Veränderung könnte bei ihnen biologisch gesehen großen Stress hervorrufen oder sogar bedeuten, sterben zu müssen. Wenn um die Schwangerschaft herum die Eltern eine große Veränderung als sehr negativ oder nachteilig erlebt haben (Umzug, Arbeitswechsel ...), kann das Gehirn des Kindes später jede Veränderung und auch jede "positive" Veränderung, die mit einer Heilung einherginge, verhindern oder vereiteln. Besser es bleibt alles, wie es ist!

5. "Sabotierende" Prägungen

Beispiel: Für die Eltern ist die Schwangerschaft ein großes Problem gewesen. Dies bedeutet, dass das Kind registriert hat, dass es von existenziellem Nutzen und von großer Notwendigkeit ist, sich des Problems nicht zu entledigen, da das bedeuten würde, dass man sich seiner selbst entledigte. Die Lösung für das Problem der Eltern wäre eine Fehlgeburt oder eine Abtreibung gewesen.

Es kann gleichzeitig durch diese Prägung auch die Krankheit definiert sein. Beispiel einer Prägung zur späteren MS des Kindes: Durch die Schwangerschaft ist die Mutter daran gehindert, ihren Mann zu verlassen, wegen der Schwangerschaft kann sie nicht gehen! Also bekommt das Kind die Prägung, dass man sich des Problems, das einen daran hindert zu gehen, auf keinen Fall entledigen darf. Also muss man als Patient auf jeden Fall das Problem MS behalten.

(Oft kommt es in dem Fall auch vor, dass das Kind, das aus einer solchen Schwangerschaft hervorgeht, eine Abtreibung oder Fehlgeburt hat, entweder an erster oder an seiner eigenen Stelle in der Geschwisterreihenfolge - um ganz unbewusst doch den Stress der Eltern auf diese Art und Weise zu lösen.)

Bei hartnäckigen Widerständen hat sich die Methode der "Emotionalen Umkehr", eine spezielle Psychotherapie nach Dr. Jean Lerminiaux, als sehr hilfreich erwiesen.

Eine kurze Beschreibung dieser sehr effektiven und schnellen Methode, die Sie ebenfalls in einer praktischen Ausbildung erlernen können:

Therapie durch Emotionale Umkehr – die umgekehrte Therapie

Wie es die heutigen Autoren zeigen, wurzelt das Problem eines Patienten notgedrungen in seiner "Art und Weise, im Leben zu stehen".

Was versteht man unter der "Art und Weise, im Leben zu stehen"? Es ist das, was es uns ermöglicht, eine Person wiederzuerkennen, sogar schon von weitem, an ihrem Gang, ihrer Art zu essen, sich anzuziehen, zu sprechen ...

Wenn der Patient sich diese sehr persönliche "Art und Weise, im Leben zu stehen", angeeignet hat, dann deshalb, weil es dieses Verhalten ist (unter vielen anderen, die er als Kind erprobt hat), das ihm am ehesten Zuwendung eingebracht hat.

Es ist ein biologisches Bedürfnis des Neugeborenen und des kleinen Kindes, dass seine Eltern, zunächst besonders die Mutter, sich um es kümmern, damit es überlebt. Die Lösungsstrategie, die ihm Zuwendung, ja dieses physische Wohlsein, das Vergnügen, so zu überleben, eingebracht hat, wird festgehalten. Und von da an wird derjenige sich immer auf diese Art und Weise verhalten, jedes Mal wenn er Aufmerksamkeit und Zuwendung bekommen möchte.

Dieses anfängliche Verhalten wird ständig wiederholt und es wird zu der ganz eigenen Art, im Leben zu stehen. Es wird zu einem unveränderlichen Verhaltensmuster, das natürlich dann auch die Grundlage für die Art der Überreaktion in einer Stresssituation bildet, in der eine körperliche Krankheit ausgelöst wird.

Es wird dann zum Problem, wenn die aktuellen Lebensbedingungen, denen man als Erwachsener begegnet, nichts mehr gemein haben mit denen der Kindheit. In diesem Moment ist diese "Art und Weise, im Leben zu stehen", unangepasst und bringt große physische oder psychische Probleme mit sich, die dann die Therapie erforderlich machen.

Die Therapie ist also eine Arbeit an diesem persönlichen, unveränderlichen Verhaltensmuster. Unveränderlich heißt aber nicht unveränderbar.

Wenn jemand zur Therapie kommt, dann tut er das, weil er etwas an seinem Verhalten ändern will, da er die negativen Konsequenzen (z. B. Krankheit, Probleme im Beruf oder in der Partnerschaft) als unangenehm empfindet. Wenn er trotz dieser Unannehmlichkeiten, die ihm sehr wohl bewusst sind, dieses Verhalten weiterhin an den Tag legt, heißt das, dass es einfach stärker ist als er, dass er damit ein Vergnügen verknüpft, zumindest das Vergnügen, sich auf diese Art und Weise aus der Affäre gezogen zu haben, d. h. überlebt zu haben.

Es geht darum, dem Patienten sein unveränderliches Verhaltensmuster klarzumachen, ihm auch klarzumachen, dass er es hunderte Male am Tag in Szene setzt. Das ist schier verrückt und für manche ein Schock, wenn sie verstehen, wie sie funktionieren, wie sie sich krank machen. Das ist aber der erste Schritt, wenn man etwas verändern will.

In der Therapiesitzung geht es darum, wahrzunehmen, zu sehen und zu hören, was der Patient nicht sagen kann.

Unsere Technik: **Die Umkehr der Emotion durch den tonisch-emotionalen Dialog mit dem Patienten.** In der Therapiesitzung fühlen wir uns in den Patienten hinein (Empathie), mehr noch: Wir fühlen und vibrieren mit ihm (Syntonie). Dies führt zunächst dazu, dass er sich endlich verstanden fühlt, er fühlt sich akzeptiert und ermutigt, weiter das auszudrücken, was ihn in seinem Innersten bewegt. Er wird mit seiner inneren "Wahrheit" konfrontiert.

Dieser emotionale Dialog ermöglicht es uns, ihn jederzeit führen zu können und zu spüren, was unsere Worte bei ihm auslösen. Als Therapeut folgt man dem Patienten, man lässt sich von ihm in seine inneren Abgründe führen, ohne jedoch die Kontrolle zu verlieren.

Dann geht es darum, die vorhandene Emotion zu verstärken, gleichzeitig das Vergnügen, das der Patient damit verbindet, aufzuzeigen und es ihn spüren zu lassen. Das Verhalten, die Emotion wird ins Unerträgliche gesteigert, indem man z. B. die Apokalypse beschreibt, die unweigerlich auf den Patienten zukommt, wenn er dieses Verhalten beibehält. Dann kann er nicht anders, als zu bremsen. Das Gefühl schlägt in dem Moment um, in dem der Patient erkennt, dass es für ihn zu gefährlich ist, in diesem Verhaltensmuster zu bleiben. Die emotionale Umkehr ist somit eingeläutet.

Buchtipps

Emile Coué: “Autosuggestion”, AT Verlag 2012

Sonja Wierk & Barbara Zaruba: “Dem Leben wiedergegeben”, F. A. Herbig 2011

Barbara Zaruba: “Diagnose MS”, Nymphenburger 2000

Mirsakarim Norbekov: “Eselsweisheit”, Goldmann Arkana 2006

Auch empfehle ich meine anderen Bücher, so können Sie noch tiefer in die faszinierende Welt des Biologischen Dekodierens einsteigen *(siehe Buchtipps ab Seite 220)*.

Über die Autorin

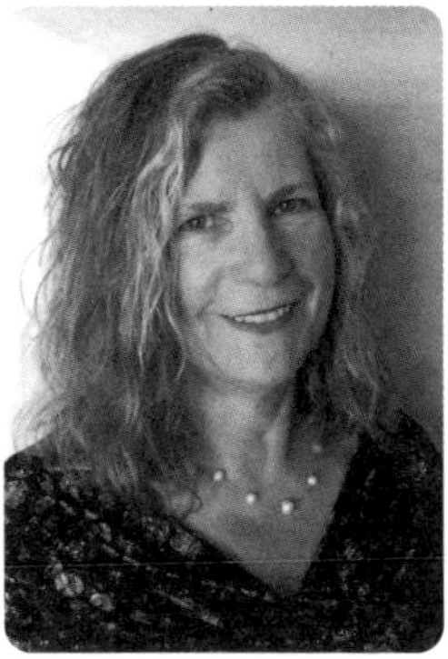

Angela Frauenkron-Hoffmann, Jahrgang 1959, ist Mutter von drei Kindern. Ihr Berufsweg begann in Belgien, ihrem Mutterland, als diplomierte Kinesitherapeutin (eine Kombination aus Physiotherapie, Krankengymnastik und Massage). Nach ihrem Studium hat sie sich für fernöstliche Heilmethoden (chinesische Medizin, Shiatsu) interessiert, während sie in einer Klinik als Kinesitherapeutin auf selbstständiger Basis arbeitete. Wenig später hat sie sich zur Kinesiologin ausbilden lassen und in eigener Praxis dann mehr und mehr mit Kindern, Jugendlichen und Erwachsenen an deren Verhaltensproblemen und stressbedingten Symptomen gearbeitet.

Ausschlaggebend waren für sie die Begegnungen mit Dr. Claude Sabbah (1995 - Die allumfassende Biologie der Lebewesen), mit Dr. Gérard Athias (ab 2001 - Psychogenealogie) und mit Dr. Jean Lerminiaux (ab 2002 - Neurobiologie; psychotherapeutische Ausbildung), die sie in die Welt der Biologie eingeführt haben, in die Welt des Wissens um die wahren und faszinierenden Mechanismen, die in unserem Innersten, in unserem Körper und in unserem Gehirn wirken und unser Verhalten (und auch unsere körperlichen Symptome) steuern.

Seit 2000 gibt Angela Frauenkron-Hoffmann ihr Wissen und ihre Erfahrung im französischen Sprachraum weiter (Belgien, Frankreich, Kanada), hauptsächlich auf dem Gebiet der Arbeit mit Kindern und Jugendlichen, die schulische Blockaden oder Verhaltensstörungen aufweisen. Seit 2002 gibt sie auch im deutschen Sprachraum Seminare. In Frankreich und Deutschland bildet sie Therapeuten aus.

LeserTalk

Der LeserTalk ist meine monatliche kostenfreie Live-Telefonkonferenz für alle Leserinnen und Leser. Dort beantworte ich Fragen und gebe praktische Hilfe beim Dekodieren von Symptomen aller Art. Durch die wechselnden Themen ist jeder LeserTalk eine inspirierende Mini-Weiterbildung.

Über die Themen, Termine und Einwahldaten informiert der LeserTalk-Newsletter, den Sie über den Link: https://www.biologisches-dekodieren.de/kontakt/ kostenfrei bestellen können.

Seminare und Fortbildungen

Auch andere Erkrankungen und Probleme lassen sich biologisch dekodieren, zum Beispiel: Allergien, Asthma, Akne, Nahrungsmittelunverträglichkeiten, Neurodermitis oder auch chronische und schwerwiegende Erkrankungen wie Morbus Crohn, Bluthochdruck, Polyarthritis, Diabetes, Migräne, Krebs, Makuladegeneration etc.

Hierzu gibt es Seminare für Therapeuten, Heilpraktiker, Ärzte und interessierte Laien. Ausführliche Informationen finden Sie auf folgender Internetseite:

www.biologisches-dekodieren.de

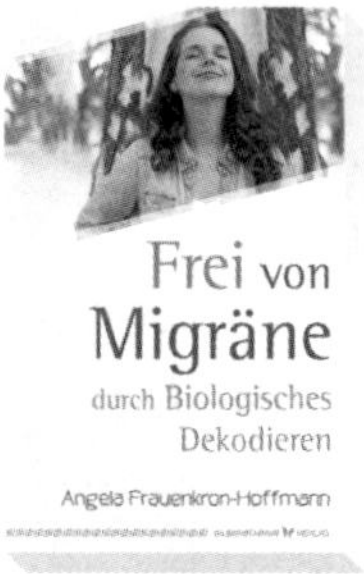

136 Seiten, broschiert
ISBN 978-3-89845-615-9
€ [D] 14,00

Angela Frauenkron-Hoffmann

Frei von Migräne

Durch Biologisches Dekodieren

Mit dem Biologischen Dekodieren lässt sich der persönliche und familiäre Hintergrund, der dieser Erkrankung zugrunde liegt, systematisch entschlüsseln ... verstehen ... fühlen ... und beheben.
Mit dieser sehr effektiven Selbsthilfemethode werden Sie dank einer Schritt-für-Schritt-Anleitung endlich migränefrei, damit Sie wieder voll am Leben teilnehmen können. Viele Fallbeispiele veranschaulichen die unterschiedlichen Ursachen der Migräne und helfen Ihnen so, dem Auslöser auf die Spur zu kommen.

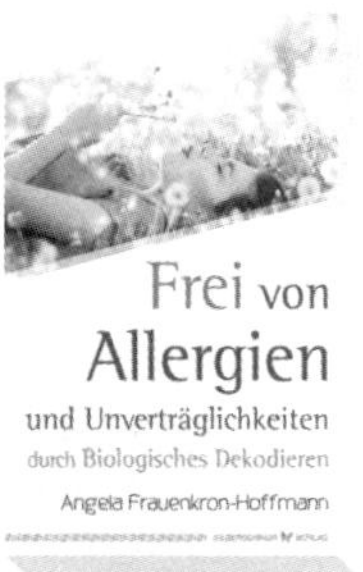

120 Seiten, broschiert
ISBN 978-3-89845-639-5
€ [D] 14,00

Angela Frauenkron-Hoffmann

Frei von Allergien und Unverträglichkeiten

Durch Biologisches Dekodieren

Die Therapeutin Angela Frauenkron-Hoffmann stellt das Biologische Dekodieren, eine äußerst erfolgreiche Methode gegen Allergien, vor.
Mit den Erkenntnissen, die Ihnen dieses Buch liefert, können Sie sich sogar selbst von Ihrer Allergie befreien. Da die Nebenwirkungen und die Risiken gleich null sind, bedeutet diese neue Therapieform eine echte Chance für Sie – die Chance auf ein Leben ohne Allergie.

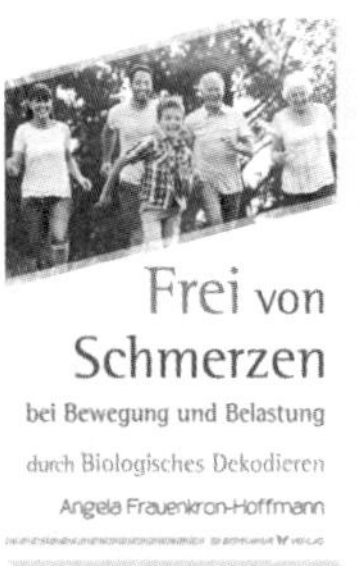

192 Seiten, broschiert
ISBN 978-3-89845-681-4
€ [D] 14,00

Angela Frauenkron-Hoffmann

Frei von Schmerzen bei Bewegung und Belastung

Durch Biologisches Dekodieren

Die Lösung für ein schmerzfreies und aktives Leben.
Mit dem Biologischen Dekodieren finden und verstehen Sie die psychisch-emotionalen Gründe für Ihre Schmerzen, die Sie außer Gefecht setzen.
Die Autorin legt eindrücklich dar, dass körperlicher Schmerz immer von einem emotionalen, seelischen oder moralischen Schmerz erzählt. Mit dieser Methode verstehen Sie, welche tiefer liegenden Gründe angegangen werden müssen, um sich von Ihren Schmerzen zu befreien.
Biologisches Dekodieren bringt wieder Bewegung in Ihr Leben!

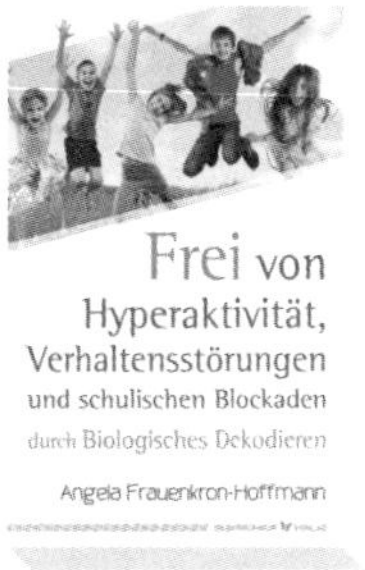

288 Seiten, broschiert
ISBN 978-3-89845-616-6
€ [D] 24,00

Angela Frauenkron-Hoffmann

Frei von Hyperaktivität, Verhaltensstörungen und schulischen Blockaden

Durch Biologisches Dekodieren

Ihr Kind zeigt eine Verhaltensstörung? Hyperaktivität, ADS, Aggressivität, Schulverweigerung, Lernschwierigkeiten, Prüfungsangst, Stottern, Bettnässen ...? Meist ist das ein Ausdruck einer Überlebensstrategie, die das Kind aufgrund seines familiären Hintergrundes entwickeln musste.
An vielen konkreten Fallbeispielen lesen Sie, welche biologischen Mechanismen dafür verantwortlich sind, und beginnen, die tieferen Ursachen des Problems Ihres Kindes verstehen. So befreien Sie Ihr Kind!

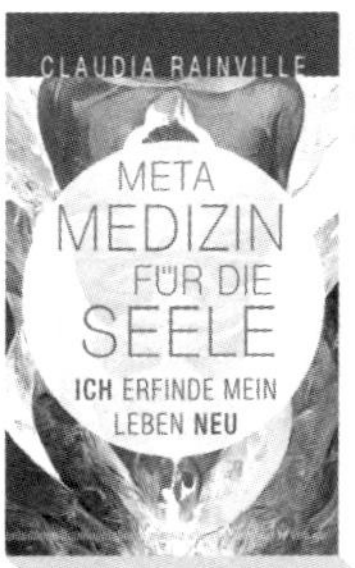

288 Seiten, broschiert
ISBN 978-3-96933-055-5
€ [D] 25,00

Claudia Rainville

Metamedizin für die Seele

Ich erfinde mein Leben neu

Mit der Seelenmedizin für ein befreites und erfülltes Leben hat Claudia Rainville eine Methode entwickelt, mit der wir destruktive Muster, Emotionen und Belastungen entsorgen und so wirklich wir selbst sein und unser Potenzial entfalten können.
Unter der Oberfläche eines perfekten Lebens finden sich bei jedem von uns seelische Wunden, die immer wieder aufbrechen und ein befreites Leben verhindern.
Du selbst kannst diese Verletzungen jetzt heilen!
Öffne die Tür zu deinem wunderbaren neuen Leben!

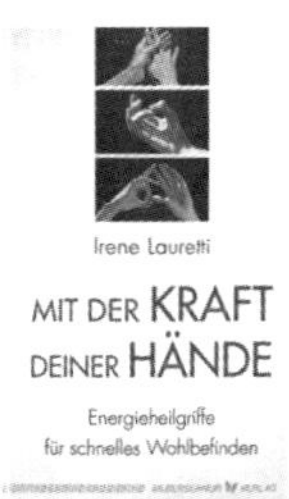

128 Seiten, durchgehend farbig, wattiert, gebunden
ISBN 978-3-89845-499-5
€ [D] 15,00

Irene Lauretti

Mit der Kraft deiner Hände

Energieheilgriffe für schnelles Wohlbefinden

Egal, wo Sie gerade sind oder wie viel Zeit Sie haben – Sie können jederzeit schnell und effektiv Ihre Gesundheit stärken, Beschwerden lindern und Ihre Energiereserven auffüllen.
Irene Lauretti zeigt Ihnen, wie Sie Ihre Selbstheilungskräfte mobilisieren. Alles, was Sie dafür benötigen, sind Ihre Hände. Durch sanftes Halten der Finger und Berühren bestimmter Energiepunkte am Körper erreichen Sie jeden Bereich Ihres Seins. Die Heilgriffe geben Ihnen in jedem Augenblick genau das, was Ihr Körper und Ihre Seele gerade benötigen!
Erreichen Sie ab sofort einfach und schnell mehr Wohlbefinden, Gesundheit und Vitalität!

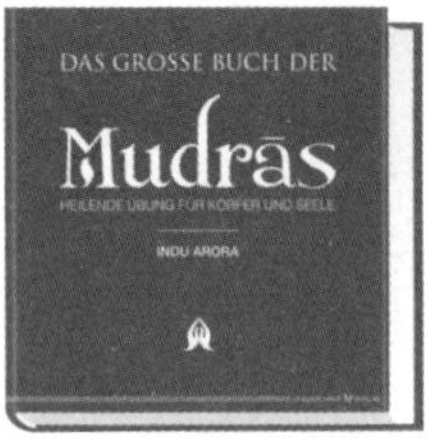

416 Seiten, durchgehend farbig, Flexocover
ISBN 978-3-89845-554-1
€ [D] 36,00

Indu Arora

Das große Buch der Mudrās

Heilende Übungen für Körper und Seele

Indu Arora ist eine Yoga-Meisterin, Yoga-Therapeutin, ayurvedische Klinikmedizinerin und Autorin mit langjähriger Lehrerfahrung. Mit diesem Buch eröffnet sie uns die Welt der Mudrās. Oder in ihren Worten: »Ich möchte mit Ihnen die Weisheit des Yoga und Ayurveda teilen, die Einfachheit in unser kompliziertes Leben bringt. In Harmonie mit unserer inneren Natur und der Natur als solcher zu leben, bringt uns Gesundheit. Nichts hat eine größere Macht, uns zu heilen, als das Selbst!«

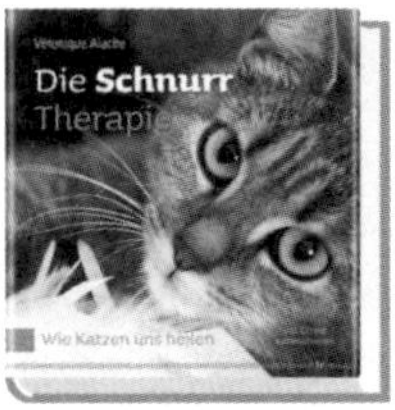

180 Seiten, durchgehend farbig, inklusive CD, Flexocover
ISBN 978-3-89845-408-7
€ [D] 22,00

Véronique Aïache

Die Schnurr-Therapie

Wie Katzen uns heilen

Das sanfte Schnurren einer Katze verbreitet nicht nur Wohlbehagen und Wärme, es hat auch eine wohltuende Wirkung auf Körper und Seele. Schnurren ist ein Anti-Stress-Faktor, kurbelt das Immunsystem an, gleicht den Blutdruck aus und unterstützt die Psychomotorik.
Entdecken Sie die Geheimnisse dieses natürlichen Heilmittels und die Heilkräfte des Schnurrens. Neben praktischen Übungen, Fallbeispielen und vielen Fotos enthält dieses einmalige Buch eine 30-minütige CD mit Katzenschnurren, damit auch Menschen ohne Katze die wohltuende Wirkung des Schnurrens erleben können.

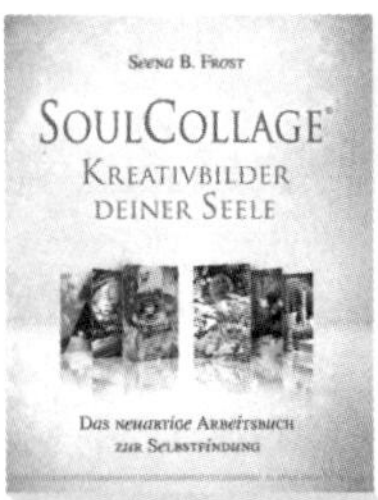

224 Seiten, durchgehend farbig, broschiert
ISBN 978-3-89845-406-3
€ [D] 19,95

Seena B. Frost

SoulCollage® – Kreativbilder deiner Seele

Das neuartige Arbeitsbuch zur Selbstfindung

SoulCollage® ist die neue, kreative Art, sich selbst besser kennenzulernen. Alles, was Sie dafür brauchen, ist eine Schere, Fotos oder ein paar Magazine und Klebstoff. Damit schaffen Sie Bilder Ihrer Seelenlandschaften.
Die kreierten Seelencollagen geben uns die Möglichkeit, unserer eigenen, intuitiven Weisheit zu lauschen, die durch die Bilder der Karten auftaucht. Und so entdecken wir unsere Seele mit ihren Schatten sowie ihren angeborenen Fähigkeiten und können unsere Ziele im Leben erfolgreich verfolgen.